SHODENSHA SHINSHO

「スマホ首」が自律神経を壊す

松井孝嘉

JN170510

祥伝社新書

はじめに

40年近く首の研究を続け、その重要性を説《と》き続けてきた私ですが、近年はまったく新しいステージに突入したと言えます。

その転機は、首にとっての未知なる敵、**「スマートフォン」の出現**です。

首はそもそも縁《えん》の下の力持ち。脳が詰まった重い頭を起きてから寝るまで支えて、耐え忍んでいます。

しかしいくら強い首にも筋肉の限界があり、いたわってあげなければ、当然いつか悲鳴を上げてしまいます。

その影響は単に首の疲れとしてだけではなく、さまざまな形のトラブルとして全身に現われてくるのです。

原因不明の体調不良、気分の落ち込み、疲労、頭痛、めまい、ドライアイ、ドライマウス、便秘まで。

ほとんどの場合、そういった**全身の不調の原因は「首こり」にあります。**

脳と全身の橋渡しの役目を果たす重要な首。そこを十分にケアしてあげることで多くの不調や病気を治せるのです。私はそうして、数多くの患者さんを治してきました。

しかしここに来て現われたのが「スマホ」という新たな強敵です。

これまでも仕事や家事などで私たちの首は酷使されてきましたが、そこにスマホを使うという新しい生活習慣が加わりました。

仕事の休憩時間も、通勤中も、寝る前も、片時もスマホを手放さない。そういった人が急速に増えています。

片手にスマホを持ち、うつむき姿勢で画面を長時間凝視《ぎょうし》する現代人。そんな光景を目にするたび、私は胸が痛くなり、思わずその人の頭を上に向かせて支えてあげたくなるような衝動に駆《か》られます。

人間の頭は約6キログラム、なんとボウリング球と同じほどの重さです。うつむき姿勢でスマホをのぞいている間は、その重みを首だけで支えていることになります。どれほどの負担が首にかかっているかは想像するに難くないでしょう。

長い時間同じ姿勢を取り続けることにより、首回りの筋肉がこり固まっていきます。このようなスマホ使用によって生じた首の弊害を、私は「スマホ首こり病」と命名することにしました。

スマホの普及率が7割に近づく今、この「スマホ首こり病」を抱えている人は非常に多いと言えるでしょう。

スマホは便利なものですし、その存在自体を批判するような時代錯誤なことは言いません。しかしスマホを当たり前のように使い続ける先にある危険性について、私は大きな警鐘《けいしょう》を鳴らしたいと思っています。

極端なことを言えば、スマホ首こり病が原因で自殺が急増しているのです。

スマホ首こり病を糸口に首と体との深い関係を知り、より健康に、そしてより幸せな人生を手にしていただきたい。それが私の切なる願いです。

「敵を知り己《おのれ》を知れば百戦殆《あや》うからず」

スマホの危険性を知り、自分の首のことを知って、向かうところ敵なしの幸せな体をものにしてください。

この本を読んで、スマホをいくら使っても問題のない方法を知ってください。

二〇一六年七月

松井孝嘉《まついたかよし》

目次

二章　その症状、「スマホ首こり病」かもしれません！　47

三章　首を治せば「うつ」は治る　97

［編集協力］
東京脳神経センター
嶋尾通事務所
構成／佐藤志帆
イラストレーション／野川いづみ

第一章　スマホがもたらす健康被害

スマホの便利さの、その裏には

スマートフォンが誕生してから私たちの生活に定着するまで、そう長い時間はかかりませんでした。今では若者だけの「便利ツール」にとどまらず、子供からお年寄りまで広く普及し、ほぼ生活必需品のような状態で使用している人が非常に増えています。

しかし必ずと言っていいほど、「便利さ」には「副作用」がつきものです。

歩きスマホ、車内スマホ、スマホ依存症など、世間一般に言われているだけでも、その弊害を挙《あ》げ始めたらきりがありません。東京消防庁の発表によると、平成23年から平成27年までの5年間で、歩きながら、または自転車に乗りながら携帯電話やスマートフォンを使用する、いわゆる「ながらスマホ」にかかわる事故により、少なくとも172人が救急搬送されました。その多くが人や物にぶつかった事故であり、画面や操作に集中してしまうスマホの危険性がうかがえます。

また、直接事故につながらなかったとしても、スマホに没頭しすぎて周囲に気が回らず、迷惑な歩き方をしている人はとても多く見受けられます。

マナーやモラルの問題が十分に議論されぬまま、その便利さゆえに普及が先行してしまったことは、とても嘆かわしい状況です。

しかし私がもっとも恐れているのは、「スマホ首こり病」の増加です。

脳神経外科医の視点から言いますと、従来型のいわゆるガラケーとスマホとの大きな違いは、その利用時間の長さ、そして集中度にあると考えています。

通話やメールを主な目的としていた今までの携帯電話と違い、スマホを利用する目的は多岐にわたります。メールアプリでのリアルタイムなメッセージ交換、ＳＮＳのチェック、百科辞典代り、ゲーム、地図アプリ、ネットショッピング、動画の閲覧などなど。実に便利なものばかりです。

そして、そのどれをとっても、ある程度の時間、画面に集中してしまうことは避けられません。片手にスマホを持ち、眉間《みけん》に皺《しわ》を寄せ、同じうつむき姿勢のまま、画面を凝視し続けている。そんな人をよく目にしますが、実はこれ、首に大きな負担がかかっている状態なのです。

ついついスマホを手に取ってしまうスマホ依存も目につきますが、私が気がかりに思うのは、スマホを使う「頻度」よりも「時間」です。

パソコンとほぼ同様の機能を兼ね備えた多機能ツールが、ポケットサイズで持ち運べるわけですから、一度使い始めたら時間を忘れて夢中になってしまうのも分かるような気はします。しかし人は物事に集中すればするほど、姿勢が固定しがちです。姿勢が固まるということは、首の筋肉を固めること、すなわち「スマホ首こり病」を発生させることです。

そもそも人間の頭の重さは、約6キログラムです。スマホやパソコンの画面を見るために、前斜のうつむき姿勢を取ると、その負担は3倍にもなります。この重みを首で支えるとなると、**首の後ろ側の筋肉が働き放しとなり、筋肉疲労から筋肉変性を起こし、最終的に骨のようにかたくなります。**これこそが「スマホ首こり病」の始まりです。それが悪化すると全身の不調へと広がってゆくことを私の約40年の研究が発見、実証しています。

「何をスマホごときで」と思っている方が、一番要注意。

スマホを当たり前のように使い、首こりをためる生活が習慣化していると、思わぬ大病で命を失うことになります。リスクを知った上でスマホと上手《じょうず》に付き合っていくことが、今の人たちには求められているのです。

長時間使用の恐ろしさ

先日、スマートフォン使用の弊害に関する興味深い調査報告を目にしました。

「長時間使用している高校生が、そうではない高校生に比べて約3倍の身体不調を抱えている」というのです。

これは埼玉県立春日部《かすかべ》高校の村井伸子養護教諭が、2013年、埼玉県内の高校生約600人を対象に、携帯電話の使用目的や使用時間、使用アプリ、また心身にどのような症状を感じるかなど、約70項目を4段階に分けて答えてもらい、それを数値化したものでした。その結果、スマホの使用時間が長く、スマホに対する依存度の高い生徒は、スマホ依存度の低い生徒に比べると、心身不調を示す数値が約3倍も多かったというのです。

これは非常に面白いデータだと思います。スマホの使用だけに着目して心身不調との因果関係を探る、なかなか画期的な研究です。なかでも特に興味深いのは、心身の不調を問う項目が、私が自分の病院で問診票として使用している、首こり病のチェック項目と非常に共通している点でした。

「眠い」

「目が疲れる」

「昼間でも横になりたい」

こういった症状は、私が長年研究を重ねている首こり病の代表的な症状です。

特に「昼間でも横になりたい」というのは要注意です。**体のどこも悪くない人が、昼間横になりたいということは、まずありえません。**「横になりたい」ということは、すでにその時点で首が頭を支えられなくなっている状態だと言えるのです。

スマホの恐ろしさは、知らず知らずのうちに長い時間一定の姿勢を取り続けてしまうところに潜《ひそ》んでいます。頭を支える首の筋肉に疲労がたまり、最初は肩や首にこりを感じる程度ですが、やがて全身に大きな異常を起こしてしまうのです。

私の病院にはさまざまな要因から引き起こされる、さまざまな不調を抱えた患者さんが受診に来ます。**患者さんの多くは不調に何十年も悩まされていますが、若い高校生たちはスマホを長時間使用したことだけによって、同じような症状を抱えてしまっているのです。**これは非常に危険なことであり、問題視すべきです。このような若者が大人になり社会に出れば、仕事でパソコンをより長い時間使用することになります。スマホで蓄積した首の不調が、さらに社会人生活で大打撃を受けることになるのです。

私たちの生活や仕事において、パソコンを手放すことはなかなか難しいものです。しかしスマホを長時間使用する目的は、ゲームや友人たちとのメッセージのやりとりなど、主に「娯楽」です。もちろん娯楽が悪いとは言いませんが、娯楽の根本はやはり「息抜き」でなければなりません。

しかし今の多くの人の使い方では「息抜き」ができていないどころか、文字どおり自分の首を絞めています。スマホを上手に楽しむためには、長時間の使用を避け、適度な休憩を取ることが必須条件です。

若者の首が危ない！

私の病院に来る患者さんのほとんどが訴える症状のひとつが、「疲れやすさ」です。はっきりとした原因は分りませんが、**「体がだるい」と日頃から感じている人がうつの増加と同様に増えています。**なかでもこの症状の増加が顕著なのが、若い男性です。

頭の重さに関して、男女差はそれほどありませんが、もともと男性は、女性に比べると首の筋肉量が多く、より発達していました。そのため、「疲れやすい」「体がだるい」などの**いわゆる不定《ふてい》愁訴《しゅうそ》は女性に多く見られ、女性特有の病気と考えられてきたのです。**首の細い女性は、首に負担がかかりやすいので無理もない話です。

しかし**最近になり、男性の女性化が見られるようになりました。**

首と肩の筋肉が非常に弱くなっているのです。この事実は、レントゲンで見るとよく分かります。

頭を支える首の骨である頸椎《けいつい》は、7つの骨が連なってできています。筋肉がよく発達した男性ならば、側面から頸部をレントゲン撮影すると、多くの筋肉に覆《おお》われているため、上から5つ目の頸椎までしか見えないことが普通でした。7つすべての頸椎がレントゲンで見えるのは、筋肉の発達が普通の人です。女性で筋肉の弱い人は頸椎の2番、3番まで見える人もいます。しかし、この傾向が今男性にも広がっています。首のレントゲン写真を見る限り女性ではないかと思うような男性が、急速に増えているのです。

これにはさまざまな要因が挙げられるとは思いますが、**子供のときに外で活発に遊んでいなかったことが大きく関係していると、**私は考えています。

現在20代から30代の若い男性が子供の頃は、テレビゲームや携帯型のゲーム機が流行しました。本来なら、外の公園などで駆けずり回って遊んでいたはずの時間を、ゲームなどに費やし部屋の中で過ごしていた人が少なくありません。

昔のように外でいろいろな遊びを通して体を動かすという経験が、今の若い人には足りていないように思います。そのため、首の筋肉が十分に発達しないまま大人になり、その頼りない首で1日10時間以上もパソコンを使ったデスクワークやスマートフォンを見続けるという、首を酷使する生活を送っているのです。

どうでしょう。これまで女性の病気だと思われていた不定愁訴が男性に広がっているのも、うなずける話ではないでしょうか。たとえば「冷え性」などは、**今でも女性特有のものだと皆さんお思いでしょうが、私の病院に来る若い男性の患者さんにとても多く見られる症状です。か弱い首を酷使し続けた結果、自律神経に乱れが出て「冷え」という形で体に現われているのです。**

首の筋肉は、子供の時代に大きく鍛えられます。成長期に積極的に使うことで、十分な筋肉量と柔軟性を得られるのです。しかし室内ばかりで過ごし、うつむき姿勢でゲームなどをしていたのでは、鍛えることはもちろんできません。

そして、このただでさえ首にとって不都合な状況に、さらに追い打ちをかけたのが、スマートフォンの誕生なのです。子供のときからスマホを持ち、ゲームやインターネットを四六時中やり続けることは、はっきり言って、非常に危険です。

体を動かすことが重要な成長期に、長時間スマホに夢中になり、首の筋肉をこり固まらせてしまうと、発達の素地が培われず、その後大人になっても首を原因とした不調に悩まされることになるのです。

こうした危機的状況に一石を投じようとしたかどうかは定かではありませんが、最近では外に出ないと遊べない「ポケモンＧＯ」のようなスマホゲームが誕生した模様です。さまざまな場所に赴《おもむ》いて、その場に行かなければ獲得できないキャラクターを探すという、いわば宝探しのようなゲームだそうです。

「室内に閉じこもっていないで、外で遊ぼう」というコンセプト自体には共感しますが、しかしながら、やはりこれはこれで考えものです。

実際にスマホを片手に外でこのゲームをしている人を数多く目撃しましたが、皆さん一様にスマホの画面をのぞきこみ、自分だけの世界に没頭しています。歩くというよりは足を前に出すだけで、首は前傾状態で上半身をまったく動かさず、唯一動いているのは指だけ。人にぶつかるのもわれ関せず、まるでゾンビのようにそろりそろりと進んでいるのです。周囲にとって危険であるという社会問題はさておき、これは首にとってても健康的な遊びとはけっして言えません。首に限らず筋肉は、適度な負荷をかけ、休息させ、復活させ、これを繰り返すことで、成長が促されます。

子供のうちはなるべくスマホを持たせず外で運動させることが、首にとって、そして最終的には全身にとって、健康的な過ごし方であると私は考えます。子供の体の虚弱化や、不登校、自殺の問題などが叫ばれるたび、こうした首の重要性を思い起こしてもらいたいと思います。

首はこんなにも大事

スマホの使用が首に負担が掛かることは、なんとなくお分かりいただけたかと思いますが、なぜ首に負担が掛かると良くないのか、この根本的なことを最初に説明しておきたいと思います。

人間の体は、大きい頭があって、その下に体があります。首というのはその２つをつなぐ、いわば「ブリッジ」です。

首が故障する原因は大きく分けて２つあります。

まずひとつは、首や頭を傷《いた》める事故などでムチウチになる場合です。頭と体が同じ運動をしているとき、つまり首に負担の掛かっていない状態であれば何も問題はありません。危ないのは、頭と体が別々の運動をしたときです。たとえばつまずいて頭だけが前にいったり、頭を打って体だけが前にいったりすると、首に無理が掛かって首の筋肉を傷めてしまい、ムチウチなどになってしまうわけです。

もうひとつの原因が、長時間のうつむき姿勢です。長い時間重い頭を支え続けたことにより、筋肉が固まってしまうのです。

約40年前、ムチウチ症の研究をしていた頃、首の筋肉をゆるめてあげると、つらい症状が緩和されることを私は発見しました。そして、ムチウチ症以外のさまざまな病気に対しても、この「首の筋肉をゆるめる」治療が実に有効であると分かってきたのです。**そこで、首の筋肉の異常が原因で発症する病気をまとめて、「頸性神経筋症候群（略して頸筋症候群）」という病名をつけさせてもらいました。それを分かりやすく言い換えたのが、「首こり病」というわけです。**

ムチウチの場合は、原因がはっきりとしているので見落とすことはあまりありませんが、怖いのはうつむき姿勢のほうです。うつむき姿勢を取ることは現代人にとってはもはや避けられません。長時間のデスクワークでパソコンと向き合ったうえに、隙《すき》あらばスマホを眺めている。これでは首の休まる暇がありません。しかし自分の体に現われた不調が、実は首を酷使する生活スタイルに原因があるとは気づいていない方が非常に多いのです。

ここで、首の筋肉が疲労する仕組みを見ておきましょう。

重い頭は上半身を支えている脊柱《せきちゅう》の上にのっています。脊柱は、頸椎、胸椎《きょうつい》、腰《よう》

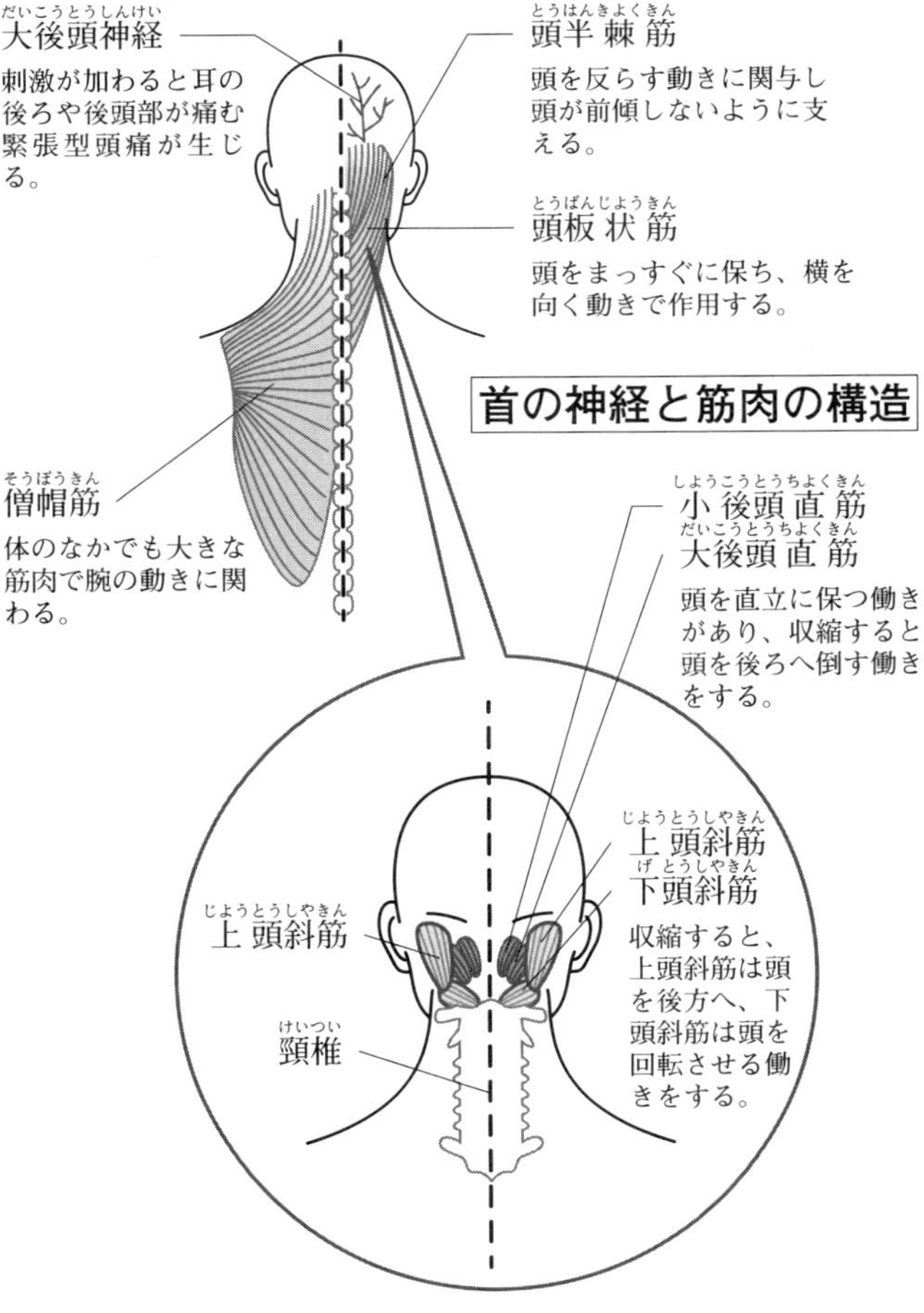
大後頭神経《だいこうとうしんけい》
刺激が加わると耳の後ろや後頭部が痛む緊張型頭痛が生じる。
頭半棘筋《とうはんきょくきん》
頭を反らす動きに関与し頭が前傾しないように支える。
頭板状筋《とうばんじょうきん》
頭をまっすぐに保ち、横を向く動きで作用する。
僧帽筋《そうぼうきん》
体のなかでも大きな筋肉で腕の動きに関わる。
小後頭直筋《しょうこうとうちょくきん》
大後頭直筋《だいこうとうちょくきん》
頭を直立に保つ働きがあり、収縮すると頭を後ろへ倒す働きをする。
上頭斜筋《じょうとうしゃきん》
下頭斜筋《げとうしゃきん》
収縮すると、上頭斜筋は頭を後方へ、下頭斜筋は頭を回転させる働きをする。
上頭斜筋《じょうとうしゃきん》
頸椎《けいつい》
首の神経と筋肉の構造

椎《つい》、仙椎《せんつい》、尾椎《びつい》と呼ばれる椎骨《ついこつ》が縦に連なってできています。この椎骨の中で一番上にある7つの骨から成る頸椎がいわゆる首の骨です。このまわりには、**頭を反《そ》らす「頭半棘筋《とうはんきよく》」、頭を回転したり、後方へ倒す「頭板状筋《とうばんじよう》」、斜め上に向かせる「胸鎖乳突筋《きようさにゆうとつ》」、肩を後方に引いたり肩甲骨の動きに関わる「僧帽筋《そうぼう》」などを主とする大小さまざまな筋肉が付着しており、それぞれが連動して頭を支え、動かしています。**

長時間のうつむき姿勢などで、この首回りの筋肉群と頸椎を酷使してしまうと、筋肉が疲労状態に陥《おちい》ります。筋肉がかたくなり、血流が悪くなり、筋肉に十分な酸素が送り込まれなくなります。こういった疲労状態が長く続くと、筋肉が変化し、硬直していきます。そして酸素が不足しているため、疲労物質である乳酸が蓄積されてしまうのです。

乳酸のたまった筋肉内部は酸性となり、もちろん代謝が悪くなります。こうして筋肉にこりが生じるわけです。これを繰り返すうちに筋肉は柔軟性を失い、慢性的な首こり病へと発展していくのです。

同じ姿勢を続けて筋肉を使いすぎることで首こり病は発生します。普通、重い荷物を手で下げて持っていたら15分もすると筋肉が無理だと言い出して、段々痛くなるものです。しかし首の筋肉はそんな過酷な働きを朝から晩までやっているのです。

つまり、働きっぱなしなのです。首の筋肉は我慢強いものですが、筋肉がどうしようもなくなり、もう使えない状態になって、やっと痛みが出てくるのです。程度によっては休ませてあげれば首の状態は戻ってきますが、ある一点を越えてしまうと治療しないと戻って来られない状態になります。こりが慢性化し何をしても治らなくなった方が、私の病院に来るわけです。

スマホ首こり病セルフ診断「問診表」

スマホの使いすぎで首の筋肉を酷使すると、全身に不調が出ることは説明しました。では具体的にどのような症状が出て、どのような程度だと深刻なのでしょうか。

ひとつでも当てはまる場合は「はい」に、それ以外は「いいえ」にチェックをつけてください。

①頭が痛い。頭が重い。	□はい	□いいえ
②首が痛い。首が張る。	□はい	□いいえ
③肩がこる。肩が重い。	□はい	□いいえ
④風邪をひきやすい。風邪気味のことが多い。	□はい	□いいえ
⑤めまいがある。天井が回った。外界が回った。	□はい	□いいえ
⑥フワフワ感がある。なんとなく不安定。	□はい	□いいえ
⑦吐き気がある。食欲不振。胃痛・不快感。飲み込みにくい。	□はい	□いいえ
⑧夜、寝つきが悪い。夜中目覚めることが多い。	□はい	□いいえ
⑨血圧が不安定である。血圧が200前後になる。	□はい	□いいえ
⑩暖かいところ、または寒いところに長くいられない。	□はい	□いいえ
⑪汗が出やすい。汗が出ない。	□はい	□いいえ

⑫静かにしているのに心臓がどきどきする。　□はい　□いいえ

⑬目が見えにくい。像がぼやける。　□はい　□いいえ

⑭目が疲れやすい。目が痛い。　□はい　□いいえ

⑮まぶしい。目を開けていられない。　□はい　□いいえ

⑯目が乾燥する。涙が出すぎる。　□はい　□いいえ

⑰口がかわく、唾が出ない。唾が多い。　□はい　□いいえ

⑱微熱が出る。その原因が不明である。　□はい　□いいえ

⑲下痢をしやすい。便秘。腹部症状がある（腹痛など）。　□はい　□いいえ

⑳すぐ横になりたくなる。昼間から横になっている。　□はい　□いいえ

㉑疲れやすい（全身倦怠）。全身がだるい。　□はい　□いいえ

㉒何もする気が起きない。意欲または気力がない。　□はい　□いいえ

㉓天候悪化の日か前日、症状が強くなる。　□はい　□いいえ

㉔気分が落ち込む。気が滅《め》入《い》りそうである。　□はい　□いいえ

㉕1つのことに集中できない。　□はい　□いいえ

㉖わけもなく不安になる。いつも不安感がある。　□はい　□いいえ

㉗イライラしている。焦燥感がある。　□はい　□いいえ

㉘根気がない。仕事や勉強を続けられない。　□はい　□いいえ

㉙頭がのぼせる。手足が冷たい。しびれる。　□はい　□いいえ

㉚胸部が痛い。胸部圧迫感がある。胸がしびれる。　□はい　□いいえ

チェックがついた項目が、4項目以下の人……今のところ問題なし
5~10項目の人……軽症
11~17項目の人……中症
18項目以上の人……重症

結果はいかがでしたか?

おそらく、1つもチェックのつかなかった人はいないのではないでしょうか。

4項目以下の人で特別強い症状のある人は別ですが、そうでなければ、今のところ問題ないと言えるでしょう。検査や治療を急いで受ける必要はありません。ここに当てはまった人は、首をいたわる方法をご自身で取り入れ、健康的な状態を保つよう努力されている方だと思います。

私の調べたところ、ここに該当する人はおよそ10人に1人です。そして1つも異常のない人はそれ以下です。またたとえ、今は異常がなかったとしても、パソコンやスマホを使う方ならば要注意です。使いすぎに注意し、うつむき姿勢を取り続けないよう意識してください。

5項目から10項目にチェックのついた方は軽症です。検査や治療はまだ必要ないと言えますが、ご自身でのケアが非常に重要になってくる段階です。病院に行くまでもない症状を抱えている方のほとんどがここに該当します。㉑の「疲れやすい」などは、うちに来る患者さんが必ずつける項目です。しかしこれだけでは、まさか首から不調が来ているとは誰も思いません。そうして放っておくと首こりが段々と悪化し、不調の症状も1つ2つと増えていくのです。そうなってからでは厄介《やっかい》なので、この時点で生活習慣を見直し、これ以上悪化させないことが重要になってきます。

11から17項目の人は、危険な段階に差し掛かっています。首のこりがほぼ慢性化し、かなり悪い状態です。これを放置し続けると、治療をしなければ正常な状態に戻れないほど悪化してしまいます。また体調不良だけでなく、心の不調にも及ぶ可能性があります。スマホやパソコンの使い方を見直し、セルフケアのトレーニングを徹底してください。

18項目以上になると重症と言えます。ここまでくると、全身に頻発する不調から、精神的な症状にまで波及している場合がほとんどです。体がだるくて朝起きられない、体がつらくて何もやる気にならない、そんな症状を抱えている方は、首のこりが原因で心にまで弊害が生じています。

「うつっぽい」などと安易に自分で決めつけず、頚筋症候群のわかる病院を受診することが大切です。

ストレートネックとストレートサイン

さきほど、頸椎は7個の骨が並んでいると説明しました。正常な状態では、この骨が前方に凸のゆるやかなカーブを描いて並んでいます。このカーブがクッションの役割を果たし、頭の重さを恒常的に力を分散して支えているのです。

しかし首や頭部を傷めた経験のある人や、長時間うつむき姿勢を取る生活の人は、レントゲンを撮《と》ると、この頸椎がまっすぐになっている場合があります。頸筋疲労が原因で不調を訴えている場合はほとんどと言っていいほど、この首のカーブが失われています。これは「ストレートサイン」と一般的に呼ばれていますが医学用語ではありません。首の疲労から、筋肉がかたくなって伸縮性を失い、その結果、頸椎にまで悪影響が及び、段々と骨の並びがまっすぐになってしまっている症状ではないかと考えられます。

整形外科ではこの状態を「ストレートネック」と呼んでいます。ストレートネックは昨今メディアなどで取り上げられているので、皆さんも一度は聞いたことのある言葉なのではないでしょうか。その危険性が一般的に広まることは大いに結構なのですが、このストレートネックという言葉の使い方について、ひとつ申し上げておきたいことがあります。

整形外科や整体の世界では、ストレートネックとは、単に「頸椎がまっすぐに並んでいる」状態のことを指《さ》して使っているようです。そして首の不調については、「ストレートネックの人に多く見られる」という程度でしか考えられていません。そのため「ストレートネックが原因で肩こりに」「ストレートネックから来る頭痛」など、やたら患者の不安をあおる文句が並んでいるのです。

首の筋肉からの影響であることは、まったくもって無視されています。そのため、骨の並びを直すことばかりに着目した治療が横行しているのです。首を無理やり上に引き上げる牽引治療などには、言葉を失います。こんなことをしてはただでさえこり固まって異常を起こしている首の筋肉をさらに傷つけ、余計に悪化させるだけです。骨の歪《ゆが》みだけに気を取られるのではなく、首の筋肉の異常を疑うようになってもらいたいものです。

私の病院では、首を前に倒した状態で横から撮ったレントゲン写真がまっすぐになっていることを「ストレートサイン」と呼んでいます。普通に立った状態で横から撮ったレントゲンがまっすぐになっていることを「ストレートネック」と呼んで使い分けています。

首の後ろ側の筋肉がしなやかに動く場合は、前に首を倒した状態でもゆるやかなカーブが描かれるはずです。骨がまっすぐに伸びきった状態のストレートネックになる前に、ストレートサインを見逃さないことが重要なのです。これを放っておくと原因不明の体調不良に悩まされることになります。

スマホの使用姿勢はまさにストレートサインとストレートネックを生む元凶です。感覚的に見ても今首がまっすぐの人が男女関係なく増えています。しなやかなカーブ

ストレートネック

ストレートネックの異常な首

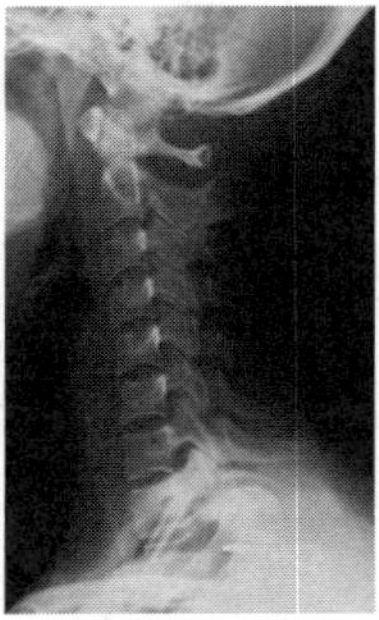

まっすぐな頸椎は頭の重さを支えきれず筋肉がこり、自律神経の失調を起こす。

湾曲している正常な首

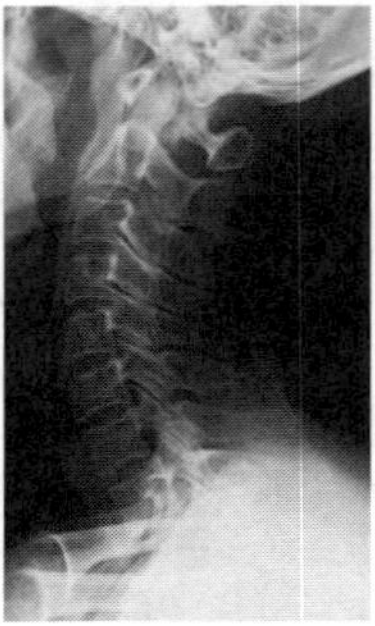

健康な首は骨が前方に湾曲し、このカーブがクッションとなって頭を支えている。

の失われた首は見た目にも美しくありませんし、さまざま体調不良の原因になっているのです。

不定愁訴という謎の病

「何となく体がだるい」
「寝ているのに疲れがとれない」
「いつも頭が痛い」

そういったさまざまな体調不良は、神経系、内分泌系の障害や免疫疾患など、重大な病気の兆候である可能性があります。しかし、自覚症状を訴えて、病院で検査をしても原因となる病気が特に発見されない場合があります。このような病気のことをまとめて医学界では「不定愁訴」と呼んできました。辞書を引くと「**明白な器質的疾患が見られないのに、さまざまな自覚症状を訴える状態**」と書いてあり、原因がわからないので治療も出来なかったのですが実際、私は長年研究の末この原因、治療法を発

見して不定愁訴を抱える患者さんを数多く治してきました。

不定愁訴は自律神経の異常から起こる症状です。首と自律神経の深い関係についてはあとでくわしく説明しますが、不定愁訴の原因にもやはり首が鍵を握っています。

しかし、つらい症状を抱えながらも、これといった原因が分からず、病院を何十軒もたらい回しにされている患者さんが非常に多いのが現状です。藁《わら》にもすがる思いで、やっと私のところに駆けこんで来た患者さんは、みるみるうちに回復していき、笑顔を取り戻していきます。

不定愁訴ははっきりとした病名がつかないため、周囲の人間にそのつらさを理解してもらえず、さらに苦しい思いをしている患者さんが多いのが特徴です。

体調も改善せず、ひとりきりで悩みを抱えてしまうことから、精神疾患のような症状へも発展しかねません。この首こり病は、周囲の人が病気と思ってくれないのが大きな特長です。体が健康でないと、小さな悩みを大きくとらえ、大きな幸せに少しも心が動かなくなってしまうのです。

心が病《や》んでいると思い込んで精神科や心療内科の門を叩けば「うつ」と診断され、まったく別の原因で起きている精神病の治療をされている人がきわめて多いのです。または女性ならば婦人科に行き「更年期障害」と言われたりするかもしれません。または「自律神経失調症」「慢性疲労症候群」などという診断名もあるでしょう。

20年30年たくさんの療状に悩まされて、数えきれないほどの病院を受診して、治らなかった人が、やっと自律神経を完治できる当院を見つけて来院したという人が非常に多いのです。どこの病院へ行っても治せなかった人の多くは不定愁訴、つまり、自律神経の異常が原因の方が多いのです。

いずれの診断にせよ、病名をつけられたことにより、「病気として認められた」という安心感は得られるかもしれません。

しかし患者さんが本当に望んでいるのは、病気を根底から治す治療法です。

これまで不定愁訴に対しては、明確な治療法はないとされてきました。その原因は、どこの診療科のドクターたちも「首」というものに着目していなかったためで

す。

現代の医学ではそれぞれのドクターが専門とする分野の細分化が進んでおり、「自分の専門以外のことにはまるで無知」というドクターが少なくありません。

こうした縦割りシステムからこぼれ落ちたのが、「首」という部位でした。

脳と体とを結ぶ重要な場所でありながら、さまざまな病気の原因がそこにあると疑ってみるドクターが、ほとんどいなかったのです。

そのために、不定愁訴で悩む患者さんは、診察を受けた診療科で、その場しのぎの対症療法を受けるしかありませんでした。対症療法では、一時的に痛みなどが軽くなることはあっても、根本的な問題解決には至りません。

しかし私は、首の筋肉の異常を取り除くことで、これまで治療法がないとされていた17の疾患を完治させられることをつきとめたのです。今までの医学の常識では、首の筋肉は病気を起こさないということになっていました。この17の疾患の原因と傾向、そして治療法については、次の章でくわしく説明します。

日本人は不定愁訴を起こしやすい

世界的に見ても、日本人は不定愁訴に悩む人口が大変多い国民です。日本の病院に外来で受診する患者の、実に4人に3人は不定愁訴を訴えています。

日本人は、猫背が非常に多いのです。特に老人になってくると、腰と背中が曲がり、首が前に出てしまうのが特徴です。体が前かがみになれば自然と頭が前にいきますので、首の後ろの筋肉はずっと働き詰めになります。うつむいた姿勢で仕事をし続け、お年寄りになると上が向けずに地面だけしか見えないような方もいます。

一方、欧米人の姿勢は違います。欧米人は年を取ってくると、逆に後ろに反り返る人が多いのです。これには賛否両論ありますが、田畑を耕して生きてきた農耕民族と、狩りを主な生計手段としてきた狩猟民族の違いではないかと私は考えています。

日本人はもともと、欧米人に比べて猫背が多いと言われています。体型の差など遺伝的な要因も大きく関係していますが、猫背を悪化させる原因は、日本人が休みなく真面目に働くことも関係があるように思います。

日本人の生真面目さを語る際によく引き合いに出されるのが、戦後の焼け野原から世界の大国と肩を並べるまでになった高度経済成長です。この驚異的な成長を支えたのは、やはり日本人の勤勉な性格だったと言えるでしょう。「よく働くことは良いこと」という考え方もこの頃、さらに強まっていきました。

その生真面目で働き者の日本人の性格は、戦後70年経《た》った今でも引き継がれていま す。電車は1分も狂うことなく到着し、頼んだものは時間通りに配達される。そんな日本人にとっては当たり前のようなことが、実は世界から見ると非常に珍しいことなのです。

仕事も朝から晩までデスクに座り続け、終わらなければ休日返上で働き続ける日本人。これは欧米人とは大きく違います。欧米人ももちろん働き者ですが、どちらかと言えば「休暇のために仕事をする」という考え方が広く浸透しています。どれほど忙しいビジネスマンでも、夏になると1カ月近いバケーションを取ることも珍しくありません。体と心をしっかりと休めて次の仕事へと自分をリセットできているのです。

一方、**日本人は息抜きがとても苦手です。集中力が高く、一度始めたことを途中で手放すことは、生真面目な気質が許しません。**仕事が終わらなければ取るはずだった休暇もキャンセルしてしまうかもしれません。

その生真面目な性格は私たちが誇るべきものであり、世界的にも評価されていますが、首にとってはあまり都合のいいことではありません。

首には休息が必要です。首の筋肉を使わない時間を取ることにより、筋肉が弛緩《しかん》し、流れ込んだ血液から新たな酸素や栄養を補給することができるのです。

しかし日本人は休むことを、道徳に反するかのごとく考える人が多く、首に対して無理のある生活を続けてしまう可能性が非常に高いのです。

そして、さらに、この勤勉な日本人の首は、スマホという敵にさらに追い詰められることになりました。忙しく働いて首を酷使したうえに、さらに少ない休み時間にまた、首を傷めるような姿勢を取るようになったのです。

日本人のスマホ依存は深刻であると言われています。ここにも日本人の生真面目な性格が関わっているような気がしてなりません。細かいことに気が利《き》く日本人は、裏を返せば細かいことを気にする性格でもあります。対人関係もあまり得意でない人が多く、メールやSNSでのやりとりに、一喜一憂してしまう傾向があります。その結果スマホを片時も手放せない人が増えているのです。

スマホを手に持ち、画面を凝視するうつむき姿勢は首にとって良くありません。

せっかくの真面目な性格が災《わざわ》いとなって、逆に首を傷める結果を招いているのです。**首を傷め、自律神経に乱れが生じれば、やがて幸せを感じられなくなります。**せっかくより良い生活を求めて勤勉に働き、お金を稼いでも、神経が壊れてしまっては元も子もありません。

遺伝的に首を傷めやすいこと、そして国民性の生真面目さが、首にとっては災いとなりかねないことを自覚して、日々の生活スタイルを見直してみるといいと思います。

第二章　その症状、「スマホ首こり病」かもしれません！

スマホが体に良くないことは、なんとなく分かっていても、具体的にどのような疾患になり得るのかを把握している人は少ないと思います。

スマホを長時間使用しうつむき姿勢を続けたことが原因でなる病気は、私が長年研究を重ねて治療法をつきとめた17の疾患と共通しています。知らず知らずのうちに、首の筋肉にダメージを与え、深刻な病気へと近づいているかもしれません。

本章では、「スマホ首こり病」と言い換えられる17の疾患の概要と首との関係を、解説していきます。自分とは無縁だと思い込んでいる病気だとしても、その症状や傾向を知ると思い当たるところがあるかもしれません。けっして他人事《ひとごと》とは思わずに、首のこりと17の疾患の因果関係について知識を深めてください。

慢性疲労症候群

「体がだるくて朝起きられない」

「朝から疲れて学校に行けない、会社に行けない」

そう聞くと、「何をなまけたことを言って！」と思う方が多いかもしれません。しかし、その周囲からの風当たりの強さこそが、この慢性疲労症候群をよりつらく、孤独な闘いにさせている要因でもあるのです。

慢性疲労症候群はアメリカで発見された原因不明の病気で、重症化すると寝たきり状態になってしまう恐ろしい現代病です。アメリカでの患者数は推定約４００万人。現在国を挙げての対策が練られていますが、いまだ根本的な治療法も薬も確立されていません。日本での患者数は約36万人と推定されていますが、その認知度の低さから軽視されたり、誤診されたりするケースが多いため、この数字はまったくあてになりません。

慢性疲労症候群の患者さんは、**強い倦怠《けんたい》感や疲労感に半年以上襲われたり、朝起きられないほどのだるさを感じたりします。そのほか、うつ症状のような気力の低下や、睡眠障害や微熱などの不定愁訴が現われるのも特徴のひとつです。**

比較的新しい疾患であるためそのメカニズムはまだ解明されていませんが、慢性疲労を抱えて東京脳神経センターにいらっしゃった方の90パーセント以上が完治しています。初めて来院される患者さんのなかには待合室で横になっている方も少なくありません。それほどつらい症状を抱えていたとしても、首の筋肉を正常な状態に戻すことで治ってしまうのです。一般的にはビタミン療法や薬物療法が主流ですが、これでは治るはずがありません。そのやり方では治癒率も10パーセント程度にとどまっており、まだまだ手探りの状態であることがうかがえます。

交感神経と副交感神経がシーソーのようにバランスを取って自律神経を保っていることはすでに説明しましたが、**「疲労」と副交感神経も同じように直接的な関係を持つことが、35年の、私の研究で分かっています。**副交感神経と疲労はつるべの右と左の関係で、副交感神経が下がると疲労が上昇します。副交感神経が上ると疲労は下がります。疲労と副交感神経は一体となっているほど、密接な関係にあります。副交感神経の中枢は脳の視床下部に有りますので、疲労の中枢も視床下部にあるということが、わかったのです。

私のもとにいらっしゃる患者さんは、ひとつの症状ではなく複数の症状を抱えている方がほとんどです。そのため、別の病院で慢性疲労症候群と診断された患者さんも、自律神経の乱れからくるさまざまな症状を抱えています。

そういった患者さんに首のこりを取り、副交感神経を戻す治療を施してあげると、副交感神経が高まり疲労は消えます。その逆もしかりで副交感神経が弱まると、疲れやすい体になってしまうのです。

脳の中にある視床下部というところに副交感神経のもとがありますが、ここはいまだによく解明されていない場所です。脳の中で一番分からない部分と言ってもいいでしょう。

激しい疲労感で日常生活に支障を来《きた》しているような方は、首の異常からくる慢性疲労症候群である可能性があります。首こりの治療で90％以上の方が完治することは、当センターの臨床例が証明しています。

頭痛

日本人の多くが抱えている慢性的な頭痛には、大きく分けて2つあります。片頭《へん》痛か、緊張型の頭痛です。このうち全体の3分の2を占めているのが緊張型の頭痛で、約2200万人の人が悩まされていると言われています。

「毎日のように頭がキリキリと痛む」
「頭が重い」
「頭に鉢をかぶったような鈍痛」
「頭囲をハチマキなどで締めつけられたような圧迫感がある」
「頭全体にジーンとした痛みが続く」
「頭や目の奥に鈍痛を感じる」
「後頭部や首の後ろにかけて突っ張ったような痛みを感じる」

これらは緊張型の頭痛の特徴です。

首の治療で、34か所のチェックポイントを診ていますが、そのうちの一つ「CP-1」

と名付けた点の異常がなくなると、頭痛がなくなるのが同時であることが分かりました。その部位の解剖を調べてみると、頭痛の神経である大後頭神経が頭半棘筋《とうはんきょくきん》を貫いている場所であることが分かりました。頭半棘筋が硬くなって大後頭神経を締め上げることが緊張型頭痛の原因であることが分かり、日本頭痛学会で発表しました。

東京脳神経センターでは、緊張型頭痛で治らなかった例がない程、高率に治っております。

毎日何時間もデスクでパソコンと向き合い、家に帰ってからもスマホを見続けている生活をしている最近の人に、多く見られる症状です。

通勤電車で疲れて眠っている会社員の方をよく見かけますが、あれも大後頭神経を圧迫している姿勢です。前に頭を垂《た》れてその重みをすべて首で支えています。多少の眠気は解消されたとしても、その間首は負担を強いられ悲鳴をあげているのです。

首都圏には、頭痛専門外来がたくさん出来ていますが、そこでは薬で一時的に頭痛を抑えたり、やわらげたりしているだけで完治はできません。**東京脳神経センターで**

治療すれば、時間はそれなりに掛かりますが、頭痛は完全になくなります。

生まれて物心ついてから50年間も頭痛に悩まされていた患者さんが「初めて頭痛のない世界を知った」と言って涙を流しています。私の病院に来る患者さんのほとんどが20年も30年も頭痛に悩まされている人です。

そういった方々は、長年しつこい頭痛と付き合い、「ストレス」や「体質」というあいまいな言葉で自分を納得させ、「完治などとうてい無理」と諦めていました。しかし原因は首の疲労であるというひとつの答えを得たことにより、根本的な治療への道が開けたのです。

めまい

自律神経失調症、緊張性頭痛と並んで、首こり病の三大症状とも言えるのが「めまい」です。私の病院にいらっしゃる患者さんの大半も、めまいを訴えます。

「天井がグルグルと回る」

「船に乗っているようにフラフラする」

「雲の上を歩くようなフワフワ感がある」

「横になると地中に引きずりこまれるような感覚がある」

本書をお読みの皆さんの中にもこのような経験を持つ方がいらっしゃるのではないでしょうか。

東京脳神経センターでは、あらゆる種類のめまいを97パーセントの割合で治していま す。首の筋肉疲労からくるめまいを、「頸性めまい」と呼んでいます。

「目が回る」「天井がグルグル回る」などの症状があるめまいを「回転性めまい」と言いますが、これも治療は可能です。

耳鼻科のドクターたちは、回転性のめまいは内耳《ないじ》の問題だと思い込んでいます。しかしそれは間違いです。首の筋肉異常からくるめまいというのは、いつもフラフラしたり、フワフワしたりと、船に乗っているような、雲の上にいるような感覚が主体になります。そのため回転性のめまいとは別物であると勘違いされがちです。

しかしこの症状が強くなると、回転性のめまいになるのです。このことは私の病院の数多くの臨床例が証明しています。浮動性のめまいも、回転性のめまいも、首を適切に治療しケアすることで全部消えます。

2011年のFIFA女子ワールドカップでなでしこジャパンを優勝に導き、一躍時の人となったサッカーの澤穂希《さわほまれ》選手も、翌年「良性発作性頭位めまい症」という診断名をくだされ、大事な試合を欠場せざるを得なくなりました。その後どのような治療が施《ほどこ》されたか私には分かりませんが、最終的には引退という結果になりました。引退の理由はさまざまな憶測が飛び交《か》っているようですが、それがもしも「めまい」であるならば残念でしかたありません。

実は、めまいで耳鼻科に行っても何の解決にもなりません。首の筋肉異常からくるめまい＝「頸性めまい」が非常に多いのに、耳鼻科のドクターはその事実を知らないのです。めまいで耳鼻科に行くのは間違いではないかとすら、私は考えています。

耳鼻科を受診して、めまいを訴えると、たいていの場合、めまいを抑えるための飲み薬が処方されます。メニエース、メリスロン、トラベルミンなど、確かに一時的にめまいを治す薬は存在します。しかしこれで根本的に治った方がどれほどいるでしょうか。何年間も耳鼻科から処方された薬を飲み続けても治らず、東京脳神経センターで完治される方が数多くいます。

また、回転性のめまいの症状を訴える病気にメニエール病というのがあります。30代から50代の女性に多く見られる、耳の内部の異常で起きる病気です。原因不明で、内耳のリンパ液が増えた状態になり、その結果、三半規管《さんはんきかん》や蝸牛《かぎゅう》（内耳にあって聴覚を司る感覚器官）の働きを悪化させて、難聴やめまいのような症状をくり返す、発作は数分から数時間つづく特殊な病気です。

最近、メニエール病という病名をよく耳にするようになったという方も多いかもしれませんが、実はものすごく珍しい病気です。

ところが30年以上前、耳鼻科にめまいで診察に行くと、すべて「メニエール症候群」という診断がつけられていました。症状がメニエール病に似ていることから「メニエール症候群」というあいまいな名前をつけて、めまいすべてをひとつの病名にひっくるめていた時代があったのです。その後、私が「めまいをすべてメニエール症候群というのは間違いである」といい続けたところ、耳鼻科のドクターたちは恥ずかしくなったのか「メニエール症候群」という言葉を使わなくなりました。

しかしメニエール病以外のめまいに対して何か病名をつけなければなりません。そこで、澤穂希選手もかかったという「良性発作性頭位変換性めまい症」という名前が使われ始めるようになったのです。「めまい症」と呼ぶことで、「病名ではなくあくまで症状である」と言ってごまかしているそうです。

実際のメニエール病は未解明な部分が多いため治療が難しく、なかなか治りにくい病気と言われています。メニエール病の人の耳の奥を解剖すると内耳にリンパ液がたまっているため、通常イソバイドという薬を使ってその水を取ろうとする治療法が使われていますが、その効果は定かではありません。

また、**本当はメニエール病ではなく、頸性めまいであるのに、5年も10年もその薬**

を飲み続け、私の病院に来た患者さんもたくさんいます。その方に首の治療を施したら、めまいはうそのように治りました。なかには著名な大学病院でめまいの手術まで受けたのに治らず、私の病院に来て完全に治った方もいます。

耳鼻科は、首の筋肉は守備範囲外ですので首の筋肉の診察をすることはありません。

そこで、私は東大の耳鼻科の教授に、首の筋肉が原因のメマイが非常に多いのだが、耳鼻科医は頸性メマイをどう考えているのかと質問したところ、「実はたくさんあることは知っているのですが、見て見ぬふりをいます」という答えでした。回転性メマイを含めて、東京脳神経センターでは、治らないメマイは無いという好成績で治っています。

こうした数多くの臨床から、今増えているめまいは、そのほとんどが頸性めまいであると私は考えています。スマホやパソコンを使いすぎる現代の生活からして患者数が増えているというのも、自然の流れでしょう。

耳鼻科で処方された薬を飲み続けていても一向に症状が改善しない方は、首の異常を疑ってみてください。

自律神経失調症

自律神経失調症は、第一章で説明した不定愁訴が、体のあちこちで同時多発的に現われる病気です。

交感神経と副交感神経のバランスが崩れ、体調を維持する機能が制御不能の状態に陥っているのが、自律神経失調症なのです。

どのような症状が出るかは人によりさまざまですが、代表的なのは次のようなものです。

疲れやすい、体がだるい、安静にしていても動悸がする、血圧が不安定になる、汗を大量にかく、吐き気をもよおす、微熱が続く、風邪を引きやすい、常に胃腸の調子が悪い、下痢や便秘が続く、目や口が乾く、手足が冷える、胸が痛くなったり圧迫感がある、天候が悪い日や前日に体調が悪化する、などです。

鋭い読者の皆さんは、もうお気づきかもしれませんが、これは第一章で取り上げた「スマホ首こり病」のチェック項目とほぼ共通する内容です。**首こりによる不定愁訴は、自律神経の乱れ、もっと端的に言えば、副交感神経の異常が原因で発生するのです。**

先に挙げたような症状を患者さんが訴えた場合、私ならば真っ先に首こりを疑いますが、世間一般ではそうはいきません。不調に耐えられず、まずはと内科を受診すれば、異常がないと診断され、逆にドクターのほうから「どうしたいですか？」と聞かれるというケースも耳にします。これはドクターに症状に対する引き出しがなく、お手上げ状態である証拠です。

または「気のせいかもしれません」「とりあえず生活習慣を見直して様子をみましょう」「ストレスがたまっていませんか？」などと言い出すかもしれません。これは困ったときのドクターの常套句だと思ってください。

時間とお金と労力を無駄にしないためにも、そういった病院には早く見切りをつけて、首の異常を疑ってください。自律神経失調症という診断名が出ればまだいいほうですが、完治に向けた治療を施してくれる病院は、残念ながら今のところ東京脳神経センター以外は皆無であると言っていいでしょう。それは、アメリカやヨーロッパから当センターを受診した患者さんから、欧米にも無いことがわかります。

そもそも**神経系は大きく「中枢《ちゅうすう》神経」と「末梢《まっしょう》神経」に分かれます。**中枢神経は簡単に言えば脳と脊髄のことです。そこから細いひものようにのびる神経線維の集まりを**「末梢神経」と呼び、それはさらに「体性神経」と「自律神経」に分けられます。**「体性神経」は、痛みや寒さを感じる**「感覚神経」**と、運動するときに手足の筋肉を動かす**「運動神経」**から成り立っています。

同じく末梢神経に属する**「自律神経」は、「交感神経」と「副交感神経」の2種類**から成り立っています。

意識的、自覚的に支配することのできる体性神経とは対照的に、**自律神経は、無意**

神経系の図

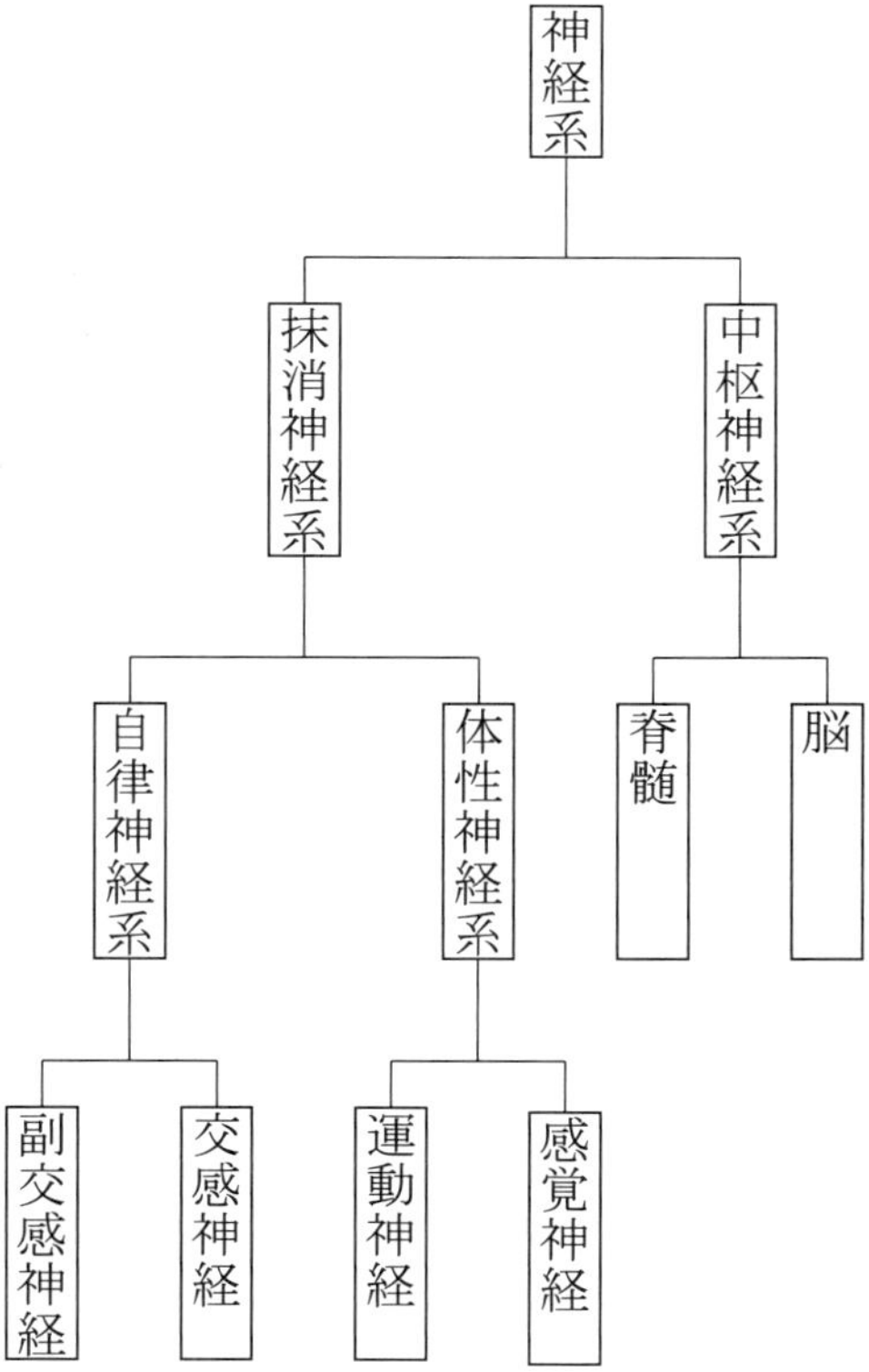

識のうちに全身の機能を司《つかさど》っている神経です。内臓の動き、循環《じゅんかん》、消化や呼吸、発汗、体温調節、代謝活動など、人間が日常の生活を「当たり前」のようにこなす上で必要不可欠な体の動きをコントロールしています。食べ物を食べた時に消化液が分泌されて消化や吸収が自然と促《うなが》されるのも、暑い寒いなどの外的環境に応じて体温が調整されるのも、すべて自律神経が正常に機能しているからなのです。

つまり自律神経失調症とは、この自律神経がきちんと機能しなくなった状態を指します。自律神経には、交感神経と副交感神経の2種類があると言いましたが、この相反する神経のバランスがとれなくなったことが、いわゆる「自律神経の乱れ」というわけです。

交感神経は、主に緊張時や興奮時に優位に働く神経です。交感神経が優位の時は、心拍数や血圧、呼吸数が上がったり、逆に胃腸の働きは抑えられたりします。

一方、副交感神経が優位のときは、体がリラックスしている状態で、逆のことが起こります。心拍数や血圧は下がり、深くゆったりとした呼吸になり、胃腸の働きが促進されます。

そのため、この交感神経と副交感神経のバランスが崩れたとき、初めに挙げた自律神経失調症の症状が多発するわけです。理由もなく心臓がどきどきしたり、すぐにトイレに行きたくなったり、暑くもないのに汗を大量にかいたり、逆に暑い環境にいても手足が冷えたり……。

自律神経は全身の臓器や器官を司っているため、表面に出てくる症状は一見関連性がないもののように思われてしまいます。しかしすべては、自律神経という1本の線でつながっているのです。そのため自律神経を安定させることができれば、大量の全身不調も一気にうそのように消えてなくなります。首の筋肉に異常が起きると、常に副交感神経が働かなくなることを私が35年前に発見しました。しかし首の筋肉の治療法を見出すのが難航して、約25年を要しました。

自律神経うつ

「スマホを使いすぎると、あなたは『うつ』になり、やがて自殺志向になります」

私がそう断言したら、皆さんは「何をバカなことを」と思うかもしれません。

今までの医学的常識から言って、「うつ」になったとしても、それが首からきたものだとは誰も思いませんでした。その要因は「うつ」という病名が勝手にひとり歩きしているうちに、あまりにも多くの意味を含む言葉になってしまったためでしょう。「職場うつ」「産後うつ」などという言葉から、環境などの社会的要因による気分の落ち込み全体を指すような混乱が起きているのです。ここで一度「うつ」というものを正しく理解していただきたいと思います。

精神疾患の真性うつには、**大うつ病**と、**躁うつ病**（正式には、双極性障害）の2つがあります。ともに原因不明の特殊な脳の病気であり、世界的に見ても発症率はけっして高くありません。**本来の意味での「うつ」はこの2つを指《さ》しており、社会の変化により患者数が激増するということは、まずありえません。**真性うつは、現在「うつ」と称される症状全体の5パーセント程度にすぎません。

残りの95パーセントが、今や社会現象とも言われるいわゆる「新型うつ」です。**私はこれを「自律神経うつ」と呼んでいますが、急増した原因はスマホやパソコンの普及によるものです。**仕事でパソコンを使い続け、時間が空《あ》けばスマホや携帯ゲーム機を手に持って同じ姿勢を取り続ける人が、ここ10年で一気に増えました。

スマホはゲームもできれば場合によっては仕事もできてしまうので、特に集中してしまいがちです。うつむき加減で首を動かさないでいると、首の筋肉がこわばり、やがて首こりが発生します。自律神経を傷めてさまざまな不定愁訴が現われてくるのは、これまで説明してきたとおりです。身体的な不調が続き重症化してくると、精神症状が現われてきます。

重要なのは、精神疾患のうつ病と、首からくる「自律神経うつ」とを混同しないことです。まったく別の病気であることを理解してください。最初にやっていただいたチェック項目の結果からもその違いは分かります。

自律神経うつの患者さんは㉒番、㉔番、そして㉖番に必ずチェックが入ります。「何もする気が起きない。意欲、気力がない」「気分が落ち込んで気が滅入る」「不安感がある」。これが自律神経うつの三大症状です。

そのほかに、㉕番、㉗番、㉘番にあたる「集中力がなくなる」「イライラ、焦燥感がある」「根気がない」というのが小さい3つの症状です。全部で6つありますが、これらにチェックがついた上に、そのほかの身体的な不調にも該当する方は、自律神経うつである可能性が非常に高いと言えます。大うつ病の場合、これら6つの精神的な項目のみにチェックが入る場合が多いです。

また**精神疾患の大うつ病の診断基準として最初に問われるのが「悲しみの有無」です**。原因や理由もなく、悲しいことがないのに悲しくなり、涙が止まらない。これは大うつ病の特徴であり、自律神経うつの症状ではありません。

正しい見極めをして適切な治療を行なうことが大切です。うつと首こり病との深い関係については次の章で触れるとします。自律神経うつをなくして、自殺を減らすことが、私は天から自分に与えられた、いま最優先の使命だと思っています。

パニック障害

パニック障害は、突然激しい動悸や発汗、息苦しさなどに見舞われ、このまま死んでしまうのかと思うような強い不安感に襲われる病気です。この発作を繰り返すうちに、再び同じことが起きるのではないかという予期不安を抱えるようになり、電車やバスなどに乗れなくなり、人混みを遠ざけて家に引きこもりがちになってしまいます。パニック障害を発症すると、精神科や心療内科で治療することが一般的ですが、残念ながらあまり高い治癒率ではありません。

パニック障害の症状に挙げられる、「静かにしていても心臓がドキドキする」や「急に脈が速くなる」という症状を医学用語では「心悸亢進《しんきこうしん》」と言いますが、これは副交感神経の失調によって起こるものです。心拍数、脈拍、呼吸をコントロールしているのは副交感神経です。副交感神経が正常に働かなくなったために、急に脈拍や心拍数が速くなり、さらに進行するとパニック発作が起きるのです。**パニック障害は、心がパニックを起こしているのではなく、副交感神経がパニックを起こしているのです。その原因が首の筋肉にあることを私がつき止めました。つまりパニック発作は副交感発作です。**

　事実、私の病院には、ほかの病院でパニック障害と診断を受け、薬物治療や心理療法を長年受けてきた患者さんが大勢いらっしゃいます。ストレスが原因だと諦めていた患者さんも、首のこりを取り、副交感神経を正常に戻すことで、パニック障害を克服しています。

　パニック障害の患者さんもたくさん当院を受診されますが、治らなかった人が無いほど高率に完治しています。当院で治った患者さんは、自分は今後二度とパニックは起こさないと起こさないと、胸を張って言えるようになります。

更年期障害

40代から50代の閉経前後の女性に多い更年期障害。顔のほてり、冷え、のぼせなどが代表的な症状ですが、東京脳神経センターを受診した患者さんから推定して、更年期障害と診断されたケースの60パーセント以上は首こり病ではないかと、私は考えています。

更年期障害は、卵巣の機能が衰えはじめ、女性ホルモンの分泌が減少することによる「ホルモンバランスの乱れ」が主な原因です。

血中のホルモン検査をして、異常が見られた場合は更年期障害として婦人科で治療が行なわれます。しかし実はこのホルモン検査で血液中の異常が見られるのは、全体の4割ほどにすぎません。残りの**6割の人は血液中のホルモンバランスに特に問題はないのに、更年期障害のような症状が出ているがために、同様の治療を受けているのです。**

ホルモンに異常がなく、更年期障害の治療を受けているのに不調が改善されない人は、首こり病の可能性があります。顔のほてり、のぼせ、発汗、冷え、高血圧、頭痛、めまい、動悸・息切れ、イライラ、不眠、むくみ、関節痛など、一般的に更年期障害と思われがちな症状を抱えている人は、一度首を疑ってみてください。

また更年期を迎える前の女性に見られる若年性更年期障害や、男性の男性更年期障害など、本来、更年期障害とは無縁であると思われてきた方が更年期障害と診断されるケースが最近増えてきています。このような場合は首こり病が原因である可能性が高いというのが、私の考えです。

ドライアイ

首こり病になり、副交感神経が働かなくなると、目にもさまざまな異常が現われます。

そのなかでも近年増えているのが、ドライアイです。目の表面を守る働きをする油である涙が出なくなり、目の表面が乾いてしまう病気です。その要因にはさまざまなものがありますが、パソコンで長時間作業し、寝る直前までスマホの画面を見続ける生活は、その代表例と言えるでしょう。

同じ姿勢を取り続ければ首を傷めることになります。涙を分泌させる神経は副交感神経です。

これまでしつこく申し上げているように、首の筋肉が損傷すると、自律神経に乱れが生じます。**当センターでは、首こり病の治療をして副交感神経を治すことで、ドライアイの患者さんの90パーセント以上が完治しているのです。**つまるところ自律神経の乱れが原因なので、「涙が出すぎる」という症状も存在しますが、これも同様の治療で治すことができます。

東大の眼科の教授に、眼科でドライアイに対して何ができるかと聞きましたが、お手上げだと言っていました。眼科では、目が乾いて結膜《けつまく》が傷つくのを防ぐために目薬を処方するだけで、根本的な治療法はありません。

また、副交感神経は瞳孔《どうこう》を収縮させる神経でもあるので、副交感神経が弱まると、瞳孔が開きっぱなしになる「瞳孔散大」という現象も出ます。ひどくなると光を当てても瞳孔がまったく反応しない、つまりご臨終のような状態になるのです。瞳孔を絞る力がなく、散瞳《さんどう》薬を用いなくても眼底《がんてい》が簡単に見えてしまいます。

このような状態になると、まぶしい、目が痛い、目が開けられない。目が疲れやすい、目が見えにくい、像がぼやける、などの症状が現われます。いずれの症状も、副交感神経を高めて自律神経のバランスを整えることで解消されます。当センターには、全国の重症の患者さんが集まるので、瞳光が全開で対光反射がまったくないという、驚くべき症例もよく見られます。

ドライマウス

この病気も、ドライアイと同様の原理によるものです。唾液を分泌させる神経が副交感神経なので、ここの機能が低下すると発症しやすくなります。唾液の量が減るため口の中がカラカラに乾いてしまったり、食べ物を口に入れても適切に唾液が出ないため、のどに食べ物をつまらせてしまったりします。

ドライアイと同じく最近患者数が増えている病気のひとつであり、ドライアイと併発させる場合が多いのも特徴です。首こりから来ている可能性が非常に高いので、自律神経機能を回復させてあげれば確実に治ります。私の病院でも90パーセント以上の患者さんが症状の改善を実感しています。

血圧不安定症

血圧が変動しやすく、高いときと低いときの上下幅が大きい症状を血圧不安定症といいます。

なかには、上の血圧が230、その日のうちに100くらいまで下がる患者さんもいます。血圧が200以上というのは、脳内出血や、くも膜下出血、心筋梗塞など、命にかかわる重大な病気を起こしかねない危険な数値です。高血圧と診断された患者さんの多くは、病院に行くと降圧剤を投与され血圧を下げる治療を施されます。確かに降圧剤で急激な血圧の上昇を抑えることはできますが、血圧不安定症の患者さんに対しては使用に関して注意が必要です。

血圧が100くらいまで下がる患者さんに降圧剤を飲ませた場合、血圧が一気に下がりすぎてしまう可能性があります。それを分かっていて薬を出さず、白旗を振る内科のドクターはまだ良心的なほうだと言えるでしょう。何も考えない内科医は、血圧不安定症の患者さんにも薬を安易に出してしまうのです。その結果、上の血圧が50を切ってしまい救急車で運ばれ、なんとか一命を取りとめ、その後私の病院に診察に来た患者さんもいらっしゃいました。

血圧をコントロールしているのは自律神経です。スマホやパソコンなどによるうつむき姿勢の多い生活習慣や、ムチウチなどの要因により、首の筋肉が損傷を受け、自律神経が失調状態に陥って、血圧が不安定になってしまうのです。

血圧が不安定になる症状は、今の医学では世界中どこの病院に行っても治すことができません。自律神経を治せるのは私の病院だけです。今まで私の病院で治った人は血圧が１３０でぴたり一定となり、ほとんど変動しなくなり、私が驚いております。まずは自律神経を整えて血圧の上下幅を安定させ、それでも高血圧の場合に初めて降圧剤での治療を検討するのが良いでしょう。

脳内出血などの重大な病気と、首こりなど一見なんの関係もないように思えますが、こうして体の中ではすべて連動しているのです。首の重要性を認識して、重大な病気のリスクを回避していただきたいと思っています。

ムチウチ

今から40年以上前、大学病院の脳神経外科で医師として働いていた頃、ムチウチを新たな研究テーマのひとつとして選ぼうと、私は決意しました。当時、私のもとには、車の追突事故などの交通事故に遭《あ》われた方や、スポーツ中の事故などで頭を強く打った方が数多く診察に来ていました。なかには、はっきりとした原因は思い出せないが、ムチウチのような症状に長年悩まされている患者さんも少なくありませんでした。

ムチウチは、正式には外傷性頸部症候群、頸椎捻挫《けいついねんざ》などといわれていますが、激しい衝撃で頭部と体が別々の動きを強《し》いられ、首に大きな無理がかかって傷めることにより発症します。首の痛みはもちろんですが、同時に耳鳴り、吐き気などのさまざまな不快症状が現われるのが特徴です。

悩んでいる患者さんの数は多いのに、**私が研究をし始める前まで、ムチウチは原因も治療法もほとんど見つかっていない謎の病気でした。**首を固定させるカラーや、首を上に引き上げる牽引治療などもありますが、これはむしろ逆効果だと私は気づきました。

ムチウチでは、首の痛みとともに、自律神経失調のさまざまな不定愁訴が出てきます。研究をしていた頃、ムチウチの患者さんの首の筋肉をゆるめる治療をしてあげると、それらのつらい症状が緩和されることを発見したのです。そこから「首のこりを治して、自律神経を整えれば、さまざまな体の不調が治せる」という私のライフワークとも言うべき結論にたどり着くことができたのです。

「追突事故の後、痛みがなくて放っておいた人が数週間後に突然死した」などという都市伝説のような噂がまことしやかに流れていますが、これもあながちうそではありません。ムチウチは事故から数カ月、数年経ってから症状が出ることもあります。実際には首の筋肉を損傷しているのに、明らかな痛みを感じないために放置してしまうことがありますが、これは危険です。これまでも口を酸っぱくして言っていますが、首の筋肉異常から自律神経失調症になり、さまざまな大きな病気へとつながっていくのです。たかが首、されど首。少しでも異常を感じたら、甘く見ずに適切な治療を受けてください。

事故後血圧不安定となり、上の血圧が２００を超えるようなことが起こり、脳内出血で死亡したという例もあります。一見ムチウチと関係のない処理をされていることが多いのですが、私の研究で明確に因果関係のあることが分かってきました。

今まで、事故から数か月たってウツになり自殺した人も、事故と関係なしと処理されてきている例が多いのです。

不眠症

夜寝つけない、十分な睡眠時間を取っているはずなのに日中も眠い、眠りが浅く夜中たびたび起きてしまう、といった不眠の症状を抱える方が、近年急増しています。

そもそも睡眠は、リラックスの役割を持つ副交感神経が優位の状態になるはずです。日中、職場や家庭などで活動的に動いて交感神経が高ぶっている状態から、夜、心を落ち着かせ段々と副交感神経優位の状態へとスイッチしていくことができれば、難なく寝つけます。つまり、交感神経と副交感神経のバランスがうまく取れてさえいれば、なにも問題ないのです。

副交感神経というのは、安静を保つ神経です。対する交感神経は、興奮の神経です。副交感神経が正常に働かなくなれば相対的に交感神経優位になります。その結果眠れなくなるのは、当然と言えば当然のことなのです。たとえ眠れたとしても、交感神経が高ぶっている状態では、けっして「質の良い睡眠」は取れません。睡眠時間が取れていても本当の意味では休めていないため、日中また眠くなってしまうのです。

睡眠時に副交感神経が弱まり交感神経が高ぶってしまう原因は、現代人の生活習慣に数多く潜んでいます。

・寝る直前まで飲酒や食事をしている。
・遅くまでスマホやパソコンの画面を見ている。
・夜遅くまで働き、帰宅後すぐにベッドに入る。
・夜に入浴しない。
・テレビをつけたまま寝る。
・枕元にスマホを置いて寝る。メールが来れば確認する。

どうですか。耳が痛い人も多いのではないでしょうか。今挙げたものはすべて、交感神経を高める、または副交感神経の働きを妨《さまた》げる行為ばかりです。スマホのことばかりが気になって、寝る前に心がなかなか「オン」から「オフ」に切り替えられないのもよくありません。

これらと逆のことを心掛けて、うまく寝つけるようになった人は、副交感神経がうまく機能するようになった証拠です。しかし、日々の生活習慣の改善だけでは、治らない場合も多くあります。そこで重要になるのが「首こり」なのです。

首のこりが原因で副交感神経が正常に働かなくなると、交感神経が暴走して脳を興奮させ、寝るべき時間に体が戦闘モードになってしまいます。こういった交感神経の暴走を防ぐのにもやはり、日中うつむいた姿勢を極力減らし、首を休み休み使うことが大切になってくるのです。

スマホは、絶え間なく一方的に入ってくるメッセージや、SNSなどの動向が気になり不安感の材料にもなります。心の緊張状態が続き、さらに追い打ちをかけるように首への負担が蓄積されてしまうのです。これでは交感神経優位の興奮状態が続いてしまうのも無理ありません。不眠症に悩む方は、スマホの使い方、付き合い方をぜひ見直してみてください。

首こりを治療して副交感神経の機能を正常に戻せば、自然と安眠できるようになります。そして不眠症の患者さんに限らず、やはり睡眠はどんな人にとっても1日で一番重要な休息時間です。質の良い睡眠できちんと疲労を解消し、自律神経を整えることは、さまざまな体の不調に効果的であることは言うまでもありません。

首こり治療を専門とする医師として、睡眠の重要性に関してもうひとつ付け加えておきたいと思います。

私たちは睡眠時間をのぞく1日のほとんどを、重い頭を首の上にのせた状態で過ごしています。頭は約6キロの重さがあり、それを首が辛抱強く支えていることは最初に説明したとおりです。そんな頑張り屋の首にとって、ご主人様であるあなたが横になり眠る時間は、頭の重みから解放されてゆっくりと休める唯一の時間なのです。

寝つけないからといって、起き上がってパソコンやスマホを見始めてしまっては、首の休まる時間がありません。首にたまった疲労を取るどころか、悪化させてしまい、ますます不眠症をこじらせてしまいます。**副交感神経の働きを改善するためには、たとえ眠れなくてもベッドに横になり、首の筋肉をリラックスさせてあげてください。**

首こりの治療をして副交感神経が戻れば不眠症は解消されるはずですが、強い睡眠薬を服用していた人は要注意です。睡眠薬には習慣性があるので、体の状態自体は正常に戻っても、薬を飲む習慣から抜け出せない場合があります。夜寝られないからといって、安易に睡眠薬を使うことはお勧めしません。遠回りであるように感じられるかもしれませんが、まず首の筋肉異常を治すことが、問題を根本から解決する方法なのです。

多汗症

暑いわけでもないのに、汗を大量にかく人がいます。

周囲からは「暑がり」「汗かき」などと呼ばれ、自分も「体質だから」と諦めているかもしれません。しかし、それは首こりからくる自律神経の異常である可能性があります。

そもそも汗を出す機能は自律神経、なかでも興奮の神経といわれる交感神経がコントロールしています。緊張して汗をかいたり、不安になって冷や汗が出たり、といった経験は多汗症以外の方でもあるかと思います。体が緊張や不安を感じ取ると、交感神経が高ぶり、汗腺を刺激して汗をかかせるためです。

一時的な発汗は体の自然反応ですので問題ありませんが、大量の汗を日頃からよくかく人は要注意です。**特に寝ている間というのは本来副交感神経が優位になるので汗をかきにくいはずですが、夜中の間に下着が濡れるほど汗が噴《ふ》き出る場合は、副交感神経の働きが悪くなり交感神経優位の状態が続いていると言えます。**

私の病院にも、日常生活に支障が出るほど汗をかいてしまう患者さんがよく診察に来ます。多汗症になると、汗を止めることばかりに気を取られてしまいがちです。しかし、患者さんから話をよくよく聞いてみると、「過去にムチウチになった経験がある」「毎日10時間以上のデスクワークをしている」など、首の異常に直結する問題を抱えている場合がほとんどなのです。

首の損傷と汗などまったくなんの因果関係もないように思われるかもしれませんが、こういった患者さんに首こりの治療を施すと、まるでうそのように多汗症の症状が消えてなくなります。**当センターでは首の治療で85パーセントの患者さんが完治しています。**

ほかの病院で、「交感神経の神経節を取れば汗が止まる」と言われて、手術を受けたが効果がなかった方もよく来られます。多汗症に悩む患者さんは、「汗が顔から噴き出て恥ずかしい」「脇の汗が止まらず脇染みに困っている」など、一刻も早く汗を止めたいと願うものです。しかし、その焦《あせ》りから余計に交感神経を刺激してしまい、治りにくい状態へと自分で追い込んでいるかもしれません。そうした精神的ストレスを取り除こうとする治療もあるようですが、治癒率はけっして高くなく、その後東京脳神経センターにこられる方もいます。まずは首の筋肉異常を治して自律神経を整えることが、異常な汗を止める近道であると、私は考えています。首の筋肉の異常を治す治療で、一晩に下着を4回も5回も変えないといけなかった人が、まったく問題なくなった例も数多くいます。

機能性胃腸症

胃腸の働きが悪いと感じている人が、この頃たくさん増えています。

胃の痛み、もたれ、むかつき、吐き気、膨満感、食欲不振などを抱え、内視鏡検査で調べてみても、胃に潰瘍《かいよう》やがんなどの器質的異常が見られない症状のことを機能性胃腸症といいます。以前は「慢性胃炎」とも呼ばれていました。

このような胃の不調を訴えて消化器科を受診すると、昔は異常が見つかるケースが半数以上だったのですが、現在でははっきりとした原因が見つかるのは全体の3分の1以下になっています。この異常の中には、逆流性食道炎を入れての数字です。逆流性食道炎は、頸筋の治療で高率に治っています。異常が三分の一に減ったのは症状があるのに異常所見のない症例、つまり、首の筋肉を傷め、首こり病が増えているからと考えられます。つまり3分の2以上は異常なしと診断されてしまうわけです。それなのに、胃が痛い、胃がもたれる、胃が重くなる、吐き気がある、胃の不快感があるなど、あらゆる胃の症状を訴えるのがこの病気の特徴です。

「胃が悪い」と周囲の人にもらすと、少し心配したかと思えば、二言目には「ストレスじゃない?」と言われることも多いでしょう。現代人でストレスのない生活している人のほうが珍しいくらいですので、「ストレスのせい」と言われると、たいていの人は妙に納得して受け入れてしまうものです。

しかしこの機能性胃腸症も、ストレスという精神的なものではなく、器質的な原因が存在すると私は考えています。

胃腸を動かしている神経は、自律神経のなかでも副交感神経です。

首のこりがたまって首こり病になり、自律神経のバランスが乱れると、副交感神経

の働きが悪くなります。胃を含め食道から直腸までの消化器では、食べた内容物を先へと送る蠕動《ぜんどう》運動というううねりのような動きが、消化管の縦走筋と輪送筋の収縮により、起こっています。これを動かしているのが副交感神経なのです。消化管を動かしている副交感神経は、特別に迷走神経と呼ばれています。副交感神経が正常に働いているときは、この蠕動運動は活発になり問題なく消化が進みます。しかし副交感神経が異常を起こし交感神経が優位の状態になると蠕動運動が鈍くなり、消化に時間がかかることで、さまざまな不快症状が引き起こされてしまうというわけです。

胃の症状がありながらも検査で異常が見られず私の病院で首こりの治療を受けた患者さんの実に90パーセントが、機能性胃腸症を治しています。胃腸の不快感の原因が首にあるとは信じがたいかもしれませんが、治癒率の高さが何よりの証拠です。

消化器のドクターは胃を検査して異常がなければお手上げになってしまい、心療内科に患者さんを回す傾向があります。

しかし心療内科では根本的な治療には至りません。長い間胃腸の不調に悩まされている方はぜひ一度、首の異常を疑ってみてください。

便秘 過敏性腸症候群

ほんの少しの刺激で、すぐに下痢でお腹が痛くなったり、逆に便秘になったりする方は、過敏性腸症候群の可能性があります。

現在、推定約50万人もの患者がいるとされる過敏性腸症候群。通勤中の電車で突然下痢に襲われるサラリーマンをコミカルに描いた、下痢止めのテレビコマーシャルを見かけた方もいるかもしれません。市販薬が発売されテレビで大々的に宣伝されるということは、同じような状況で悩まれている方が多いという事実の現われでしょう。腸が過敏に動いて、予期せぬときに激しい便意をもよおすようでは、安心して生活することもできません。

また逆に便秘になるというケースや、もしくは下痢と便秘を交互に繰り返すというケースもあります。一般的に、男性の場合は下痢に、女性の場合は便秘になる傾向があると言われています。いずれにせよ、内視鏡検査をしても異常が見られないため、過敏性腸症候群のはっきりとした原因は特定されていません。この病気と診断された方は、食事や生活を見直す指導や、薬物療法、または心理療法などを組み合わせた治療が行なわれています。しかし残念ながら、完治する率はけっして高くないのが現状です。

私はこの過敏性腸症候群も、大部分が自律神経失調の症状であると考えています。原理は機能性胃腸症と同じです。胃腸の蠕動運動を支配しているのは副交感神経です。首の筋肉の異常から副交感神経の働きが落ち込み、胃と同じく腸の蠕動運動が安定しなくなり、下痢や便秘などといった症状が現われるというわけです。

下痢であれ便秘であれ、異常を起こしているのは自律神経ですから、首を正常な状態に戻して、副交感神経の働きを回復させてあげれば、腸も正しく動き出します。事実、私の病院にいらっしゃる患者さんの85パーセント以上が、首こり治療によって便秘 過敏性腸症候群を克服しています。

機能性食道嚥下障害

食べ物が飲み込みにくくなったと感じる人や、のどに何かがつかえているような感じが取れないといった、のどの不調を感じている人が近頃増えています。

機能性食道嚥下《えんげ》障害とは、食べたものが、のどと食道から胃へ送りづらくなる病気です。これも、機能性胃腸症と過敏性腸症候群で説明した「蠕動運動」の働きの低下が原因です。のどや食道も、胃腸と同じく消化器の一部です。食べ物がのど（咽頭部）に入ると、食道に入った食べ物が、蠕動運動によって胃や腸へと送られていきます。こうした一連の動きがスムーズに流れていくのも、自律神経の副交感神経の働きというわけです。**そのため首の不調を治してあげれば、この機能性食道嚥下障害の症状も消えていきます。**

これまで続けて説明してきた通り、食道、胃、腸は、すべて消化器官であり、それらを動かしているのが副交感神経です。首に異常を起こして副交感神経が正常に働かなくなれば、のどのつかえや、胃の不快症状、便秘などが同時多発的に現われる可能性があります。それぞれの症状だけを見ていると、首とは一切関係ないように思われるかもしれませんが、すべて副交感神経によってコントロールされているのです。

患者さんの中には、ドライマウスで唾液が少なくなって嚥下障害をお越し、同じような症状の人もいますが、ドライマウスも副交感神経が正常に働けば消失するものです。

最近胃腸や食道の不調を訴える方が急増しているのも、首を酷使する生活スタイルになっているからだと私は考えています。そして、その元凶のひとつがスマホです。うつむいた姿勢ばかりを取り続けていると、首に大きな負担がかかり、食道、胃、腸を支配する大切な副交感神経の働きを下げてしまいます。さまざまな体調不良をストレスのせいにしている方は、副交感神経の大切さを認識して、首のこりを治すところから、体調改善を始めていただきたいと思います。

ＶＤＴ症候群

ＶＤＴとは「ヴィジュアル・ディスプレイ・ターミナル」を略したもので、ディスプレイなどのコンピューター使用時の表示機器を指す言葉です。このＶＤＴを長時間使用したことによる身体的な不調を総じてＶＤＴ症候群と呼びます。ドライアイ、目のかすみ、視力低下といった目の症状はもとより、首や肩のこり、頭痛、手指のしびれ、だるさ、めまい、耳鳴り、イライラ、食欲減退、うつなど、心身ともに多岐にわたる症状が報告されています。

これらはすべて首こり病の症状と共通しています。ＶＤＴ症候群は、パソコン画面を見続けて有害な刺激が入ってくるために起こるとされていましたが、我々の研究で首こりが原因であることがわかってきました。

ＶＤＴ作業に従事する人はうつむき姿勢で長時間動かない傾向にあります。ひとつの作業に没頭して首を酷使し続けることは、首こり病を進行させる要因そのものなのです。程度の差こそあれ、現在あるほとんどの職業にはＶＤＴ作業が含まれています。言うまでもないことですが、仕事の時間に加えて、空き時間にスマホを使い続けていれば、症状はますます悪化します。仕事でＶＤＴ作業の時間が長い人は、スマホの使用時間と姿勢に対してよりいっそうの注意が必要です。ＶＤＴ症候群と診断された人が、頸筋症候群でどんどん治っているのです。

第三章　首を治せば「うつ」は治る

スマホを使い続ければ、やがて「うつ」になり、最悪の場合自殺する可能性がある。本書の冒頭で私はそう申し上げました。にわかには信じられず、眉唾物だと感じる人もいるかもしれません。

しかし、これにははっきりとした根拠と、それを裏付ける数多くの臨床例が証明しているのです。

「大うつ病」と「自律神経うつ」は違う

今や社会現象とも言える「うつ」ですが、前述の通り、実は「うつ」には大きく分けて2つの種類があることをご存じでしょうか。

まずひとつ目が、本来の意味でのうつ「大うつ病性障害」略して「大うつ病」です。

大うつ病は、脳内の神経伝達物質の異常がなんらかの形で関係していると考えられていますが、いまだきちんとした原因の解明されていない精神疾患です。遺伝的な要因も強く関与しているという報告もありますが、十分には実証されていません。世界的に見ても発症率は低く、社会状況や生活様式の変化により患者数が急増するということは考えにくい病気です。

ですから、近年「爆発的に増えた」とされるうつは、この大うつ病には当てはまらないと言えます。さまざまな症状をひとまとめに「うつ」と呼ぶようになったために患者数が増えているような印象ですが、本当の意味でのうつである大うつ病は、全体の5パーセント程度にとどまり、昔と比べてもほぼ横ばいの数値なのです。急に増えることはないということは専門家でしたらだれでも知っていることとです。

現在日本では、大うつ病の診断基準としてＤＳＭ－Ⅴと呼ばれる分類表が使用されています。これは１９５２年に米国精神医学会が作成したＤＳＭ－Ⅰ（精神障害の診断と統計の手引き・初版）から４度の改良を経たものですが、項目は症状のみに絞られ、生活習慣や既往歴を問う項目は一切含まれていません。つまり、この分類表が正しいとすれば、病気の原因について深く追求をしなくても、当てはまった症状の数だけで大うつ病かどうかを診断できてしまうというわけです。

その使いやすさから世界中に広まっていった診断基準ですが、これこそが「うつ病」を雪だるま式に増殖させてしまった元凶なのです。脳になんの異常もなく、本来「うつ」と診断されるべきでない人たちまでもが、大うつ病と誤診されてしまう現状を生み出したのです。

私の病院では、問診票の30項目のうち精神症状を表わす6項目（㉒、㉔〜㉘）すべてにチェックが入りながら、そのほかの身体的不調を表わす項目のほとんどにチェックが入らない場合、大うつ病の可能性を疑います。首を原因としたうつの場合は、精神症状とともに身体的不調を表わす症状に必ずチェックが入るからです。

また大うつ病の大きな特徴として挙げられるのが、「理由のない悲しみ」です。悲しいことがないのに、ただただ悲しくて涙がぽろぽろとあふれ出てくる。こうした常識的に考えれば理解しにくい「悲しみ」を伴うのが大うつ病の特徴なのです。

そして2つ目のうつが、首の筋肉異常が原因になっている「自律神経うつ」です。**「爆発的に増えた」とされるうつの中身をくわしく見てみると、そのほとんどがこちらの自律神経うつなのです。**現在うつと称される症状のうち95パーセントは、首が原因のうつであると私は確信しています。しかし多くの心療内科では精神症状ばかりに気を取られているがために原因が分からず、やたらストレスのせいにして診断を間違った治療を施してしまっているのです。

そもそもなぜ首を傷めるとうつになるのでしょうか。

パソコンやスマホを使う生活や、事故などの外傷によって首の筋肉が損傷すると、さまざまな不定愁訴が全身に現われることは説明したとおりです。首とは一見なんの因果関係もなさそうに見える症状も、首の筋肉異常そして自律神経の乱れが深く関わっていることはご理解いただけたかと思います。

自律神経うつは、そうした身体的な不調の二次症状として起きるものです。

私の研究で最近わかってきたことは、首の筋肉の異常に加えて、肩と背の筋肉のこりがうつを増強することでした。
体調のすぐれない状態が長く続けば、誰でも気分が落ち込みます。なんとか原因をつきとめようと何軒も病院を回ってみても明確な答えは得られず、しかも周囲の人間からは「仮病」や「気のせい」とまで言われてしまう。
そんな生活を続けていれば、気力を失い、気分が落ち込み、不安を感じるのも無理ありません。そうして段々と「自分は精神的に問題がある」と思い込むようになり、きわめつけに精神科や心療内科を受診して「うつ」の診断を下されてしまうというわけです。首の筋肉異常から始まったはずの体調不良が、その原因に気づかないまま長引いて頸筋性うつになり、そのまま精神病のうつと勘違いされてしまう。まさに負のスパイラルです。

首こり病から自律神経うつを発症しているかどうかを見極めるにはいくつかポイントがあります。

まずは精神症状の有無です。

問診票30項目のうち、精神症状があるかどうかは、㉒、㉔、㉕、㉖、㉗、㉘の6項目にチェックがついたかどうかを見ます。

首こり病を発症していても重症化しておらず、うつ症状が出ていない場合は、これら6つの項目にはチェックが入らず、そのほかの身体的な不調を表わす項目にチェックが入るはずです。

また、先ほど説明した精神疾患の大うつ病は、精神症状に関する6項目と、身体症状として疲労と食欲不振と不眠を伴うことが多いのですが他の身体症状は関係ないことが多いのです。大うつ病と自律神経うつを併発しているケースもあります。その場合は、精神症状と身体症状の両方の項目にチェックが入るため診断が難しいですが、首の筋肉を治していく過程で不定愁訴が先に治り、うつ症状だけが残っていくのが特徴です。

次のポイントは精神症状と同時に身体症状にもチェックが入っているかどうかで

す。

自律神経うつは、首こりによる身体的な不調を重症化させてしまってから現われてくる二次的症状です。そのため精神症状が出ているということは、当然身体的な不調もまだ改善されずに残っているはずなのです。さまざまな不定愁訴を抱えながら精神症状がある人は、首こり病がかなり進行している証拠です。首を治療して心と体の健康を急いで取り戻す必要があります。

「自律神経うつ」は治せる

自律神経うつは大うつ病とは原因がまったく異なるため、適切な治療で完治することができます。首の部分に症状があり、精神的な症状がある人は、ぜひ首の治療を受けてください。

最近では「うつ状態」に対してさまざまな名前がつけられています。「プチうつ」「非定型うつ」「新型うつ」「軽症うつ」「仮面うつ」などいろいろな呼ばれ方がありますが、どれも抑うつ状態が慢性的に続くのではなく、どんよりと気分が落ち込んだり元気になったりを繰り返す症状が特徴的です。私はこれらのうつは、すべて自律神経うつであると考えています。

最近話題になっている「産後うつ」「育児うつ」も自律神経うつの一種でしょう。一般的には出産によるホルモンバランスの急激な変化に加えて、初めての経験ばかりが重なるので気が滅入り、ストレスから心を壊してしまうと考えられています。

しかし考えてみれば産後のお母さんの生活は、首を傷める苦労の連続です。授乳や抱っこで長い時間うつむき姿勢を強《し》いられるうえに、まとまった睡眠時間が取れないため首の休まるときがありません。多少体がつらくても、子供のためと思って無理をしてしまうお母さんも少なくないでしょう。まさに首こりを発症させやすい生活なのです。

ほかの病院で、これらの新しいタイプの「うつ」であると診断された患者さんも私の病院にたくさんいらっしゃいます。そういった患者さんを診察すると、ほとんどの

方に、**かなり重度の首こり症状が見られます。**精神症状と同時にその何倍もの身体症状にチェックがついているのです。しかしいざ治療を始めると、比較的早い段階でうつ症状は消えていきます。

自律神経うつの精神症状は、身体的不調の二次的なものとして最後に現われると説明しましたが、治療の経過はその逆をたどります。つまり首の筋肉が治ってくると、まっさきに精神的な症状が解消されていくのです。

精神症状改善の分かりやすい指標のひとつが、「笑顔」です。

症状が良くなってくると、顔つきが驚くほど変わります。うつ状態で私の病院に初診で来られる患者さんは、皆一様に浮かない顔をしています。体の調子もつらいし、心もふさぎこんでしまい、顔に表情がないのです。なんとか笑おうとしても、顔がこわばってしまいつくり笑いになります。

それが、**治療が経過して首が治ってくると、自然な笑顔が出てきます。**楽しいことを楽しいと、うれしいことをうれしいと思える心が復活してきた証拠です。そうなるとさらに治療に対しても前向きになり、やがて身体的な不調もすべて克服できるようになるのです。ほとんどのうつの原因は、精神の弱さではなく、首の弱さにあったのです。

精神疾患の大うつ病で自律神経うつを併発している場合は、逆に身体的な不調が先に消えていき、精神的な症状が最後に残ります。残念ながら、大うつ病の精神症状すべてを首こり治療で治すことは今のところできません。しかし、さまざまな不定愁訴が治ると、不思議と大うつ病の精神症状も軽くなるのです。これについては、正直私も奇跡的であると思っています。

皇太子妃の雅子様のご病気も、たくさんの臨床側から実は自律神経うつと診断されます。公式には「適応障害」と発表されていますが、報道されている症状のなかには首の筋肉の異常にしか出ない症状が多数あり、私の問診票の30項目に照らし合わせると25も該当するのです。これは首こり病のなかでも重症といえます。今報道されている症状は体調不良で、公務ができないとされています。まさに体調不良が主体で起きているのです。精神病のうつ治療では治せません。まったく新しい病気ですから、一日も早くご回復されることを切に願っています。

自殺と自律神経うつ

「うつ」と診断されても、首が原因ならば治せます。

それを知って一筋の希望を見出していただけたならば本望です。しかし、かといって自律神経うつを甘く見ては絶対にいけません。

本物のうつに比べて頸筋性うつの患者さんのほうが圧倒的に多いのです。そして頸筋性うつは大うつ病よりも、「自殺」を選択してしまう可能性が非常に高いという問題を抱えています。大うつ病の自殺率は15パーセント程度であるのに対して、自律神経うつを重症化させてしまうと、**ほとんど全員が自殺指向になることが、当センターの数多くの症例が証明してくれます。自殺の理由が違うのです。**

自律神経うつの症例は、たくさん出ている症状が眼科、耳鼻科、消化器科、循環器科、整形外科、脳神経外科、（神経内科）などにあたり、どこの病院へ行っても治せない。このまま一生、この症状がとれないのであれば死んだ方が良いというので、自殺をするのです。精神病の大うつ病の自殺理由は、理解できない理由、理由のない自責感や自分はこの世にいてはいけないのだという自己否定で、自殺してしまいます。

警察庁の統計によると、平成27年の全国自殺者の総数は2万4025人でした。前年に比べると1402人減少し改善は見られていますが、まだまだ高い数値です。

ここで注目したいのが自殺の原因・動機です。平成27年の自殺者のうちもっとも多かったのが「健康問題」で、1万2145人と全体の半数を上回りました。ついで「経済・生活問題」4082人、「家庭問題」3641人、「勤務問題」2159人と続きますが、健康問題が突出して多いのは前年から変わっていません。

一般的に経済が不況になると自殺者が増えると言われますが、警察庁が自殺の統計を取り始めた1978年から動機における不動の1位は健康問題なのです。そのなかでも圧倒的に多いのが「うつ」です。そして、この自殺につながってしまった「う

（単位：人）

少年	男	女	不詳	男	女
554 (100.0%)	385 (69.5%)	169 (30.5%)	101 (100.0%)	93 (92.1%)	8 (7.9%)
538 (100.0%)	373 (69.3%)	165 (30.7%)	87 (100.0%)	74 (85.1%)	13 (14.9%)
+16 −	+12 (0.2)	+4 (−0.2)	+14 −	+19 (+7.0)	−5 (−7.0)
3.0	3.2	2.4	16.1	25.7	−38.5

（単位：人）

			不詳
60〜69歳	70〜79歳	80歳〜	
3,973 (16.5%)	3,451 (14.4%)	2,459 (10.2%)	101 (0.4%)
4,325 (17.0%)	3,508 (13.8%)	2,457 (9.7%)	87 (0.3%)
−352 (−0.5)	−57 (+0.6)	+2 (+0.5)	+14 (0.1)
−8.1	−1.6	0.1	16.1

（単位：人）

その他
1,342
1,351
−9
−0.7

注）遺書等の自殺を裏付ける資料により明らかに推定できる原因・動機を自殺者一人につき３つまで計上可能としているため、原因・動機別の和と原因・動機特定者数（平成26年は19,025人、27年は17,981人）とは一致しない。〔警察庁統計〕

つ」の多くが、実は自律神経うつだったと私は考えています。

亡くなってしまった方々の本当の動機を探ることはかないません。しかし**私のもとには自殺を考えている患者さんや過去に自殺未遂を経験されている患者さんが数多く来院されます。**暗い顔をして「死にたい」ともらしていたうつ状態の患者さんが、首こりの治療を受けたことで、うつ状態から脱却して笑顔を取り戻し社会復帰を果たしています。これはまぎれもない事実なのです。なかには、山手線のホームから飛び込んで自殺しよう

自殺者の年次比較

表１　総数

	総数	男	女	成人	男	女
平成27年 (構成比)	24,025 (100.0%)	16,681 (69.4%)	7,344 (30.6%)	23,370 (100.0%)	16,203 (69.3%)	7,167 (30.7%)
平成26年 (構成比)	25,427 (100.0%)	17,386 (68.4%)	8,041 (31.6%)	24,802 (100.0%)	16,939 (68.3%)	7,863 (31.7%)
増減数 (構成比)	−1,402 −	−705 (+1.0)	−697 (−1.0)	−1,432 −	−736 (+1.0)	−696 (−1.0)
増減率(%)	−5.5	−4.1	−8.7	−5.8	−4.3	−8.9

表２　年齢階級別自殺者数

	総数	少年	成人			
		～19歳	20～29歳	30～39歳	40～49歳	50～59歳
平成27年 (構成比)	24,025 (100.0%)	554 (2.3%)	2,352 (9.8%)	3,087 (12.8%)	4,069 (16.9%)	3,979 (16.6%)
平成26年 (構成比)	25,427 (100.0%)	538 (2.1%)	2,684 (10.6%)	3,413 (13.4%)	4,234 (16.7%)	4,181 (16.4%)
増減数 (構成比)	−1,402 −	+16 (0.2)	−332 (−0.8)	−326 (−0.6)	−165 (0.2)	−202 (0.2)
増減率(%)	−5.5	3.0	−12.4	−9.6	−3.9	−4.8

表３　原因・動機別自殺者数

	家庭問題	健康問題	経済・生活問題	勤務問題	男女問題	学校問題
平成27年	3,641	12,145	4,082	2,159	801	384
平成26年	3,644	12,920	4,144	2,227	875	372
増減数	−3	−775	−62	−68	−74	12
増減率(%)	−0.1	−6.0	−1.5	−3.1	−8.5	3.2

と思って駅にいたが、偶然私の本の広告を見かけて、ひとまず本を読んでから考えようと思い直したという方もいます。

　そのことは治療が完了してから私に教えてくれました。「あのとき、あの広告に合っていなかったら、私はもうこの世にはいませんでした」「生まれ変わった気分です」。そんなうれしい言葉をもらい、病気を克服した患者さんの晴れやかな笑顔を見ているうちに、「これは大うつ病のような精神疾患のうつとはまったく別物で、治すことのできる器質的な病気なんだ」と確信するに至りました。

今までの医学的常識では、首こりとうつなんてどう考えても結びつきませんでした。うつと診断されたからといって、それが首から来たものとは誰も思いません。そうこうしている間に、うつは心療内科の独壇場となり、患者数はどんどんとふくらんでいきました。そして未然に防げたはずの自殺を食い止められずに、むしろ増やしてしまうという悲しい結果を招いてしまったのです。

ＳＳＲＩやＮＲＩという抗うつ新薬を投与され、行動力が出るためそれまで家に閉じこもっていた何もしたくないと言っていた患者さんが自殺に走ってしまう。これは大きな社会問題です。

首が生死を分ける

自殺の原因・動機は、「健康問題」の次に、「経済・生活問題」「家庭問題」「勤務問題」と続きます。しかし、私はこのなかにも、実は自律神経うつが直接的な原因であった人が多いのです。

経済が不況に陥ると自殺者が増えるといいますが、会社が倒産した人、リストラされた人全員が自殺という道を選んでいるわけではありません。自殺をする人、自殺をせずに立ち直っていく人。その差を分けるものは、損失額や借金の大きさでも、精神力の弱さでもありません。首こり治療の研究に40年を費やし、多くの患者さんを治してきた私が断言します。自殺という最終手段に進んでしまうかどうかは「うつ症状の有無」にかかっているのです。

首を原因としたうつは、重症化すると非常に高い確率で自殺志向になります。首を傷めると、さまざまな身体的な不調が現われ、その原因が分からないまま長い間不調に悩まされ続けます。

日常生活にも支障を来《きた》すほど悪化していくと、やがてうつを発症させるのです。その過程のなかで、経済的な苦境や周囲とのトラブルなどが重なると、体調不良やうつ症状をさらに悪化させてしまいます。そして追い詰められた結果、最終的に自殺という手段を選んでしまうのです。経済的な問題は自殺の直接的な原因ではなく、あくまできっかけにすぎません。

つまり、首が生死を分けるのです。

たとえ自分の会社が倒産して一文無しになったとしても、首が正常であれば体調もよく気力もあるので、もう一度会社を立て直そうとする力が残っています。体力気力がしっかりしている人、つまり自律神経がしっかりしている人は、自殺という結論には行きつかないのです。

人は時にどん底まで落ちて、大きな挫折感を味わい、心が折れそうになるかもしれません。希望を失い、悲嘆にくれ、もう死んでやろうと思うかもしれません。しかし、自らの命を絶つという最後の一線を越えてしまう前に思いとどまるのです。

心身ともに健康であれば、どれほど打ちのめされても最後の最後には立ち上がれます。つねに体を守り支えてきた健康的な自律神経が、死にそうな絶望の淵《ふち》からあなたを救ってくれるのです。

経済不況が起こって自殺が増えると、世間は直接的な因果関係を求めようとしますが、その奥にある背景を見ていません。きっかけにすぎないことを原因と結論づけているだけで、本当に生死を分けるのは首であることに誰も気づいていないのです。

子供の自殺

自殺者の総数全体は減少傾向にあり年代別に見てもほとんどの年代で減少しているなかで、唯一増加傾向にあるのが19歳以下の子供の自殺です。構成比からいえば40歳から69歳までの成人の層がもっとも多く、19歳以下は2・3パーセントですが、前年と比べると自殺者は3ポイント増加しています。全体の数が下がっているなかで、少年の自殺率が増加しているのは大変気がかりなことです。

自殺の原因は、学校問題、健康問題、家庭問題と続きます。学校でのいじめを苦に自殺してしまった事件などは報道でも大きく取り上げられて、多くの議論を呼んでいます。この子供の自殺にも、少なからず首の不調が関係しているのではないかと私は考えています。

私の病院には、不登校で悩む中学生の子も来ています。体がだるくて朝起きられず、学校に行けないと言うのです。**不登校にはもちろん、いじめなど学校内での問題も大きく絡んでいるとは思いますが、体調不良のほうが原因としてはずっと多いと見ています。**その証拠に、不登校の子供も、首の治療を受けて体調が良くなってくると、まったく正常にもどって元気に学校へ行っています。

少子化が進んだせいか、最近は親から過度な期待を寄せられている子供が多いように感じます。小学校の低学年のうちから、塾や習い事に通わされて外で遊ぶべき時間を室内で過ごしています。成長期の子供が、長時間うつむき姿勢を取り続ける生活をしていては首の筋肉が十分に発達しません。

勉強が悪いとは言いませんが、外に出て体を動かして遊ぶことで、机上の勉強では得ることのできない心身ともに健康な体が作られていくのです。私も子供の頃は香川県の大自然のなかで駆けずり回って遊んでいました。それでも東大に入れましたし医者になることもできました。自分を引き合いに出すのは好きではありませんが、大切な時期に勉強よりも外で遊んでいて良かったと思っています。

また小学生ぐらいの子供がスマホを使っている姿もたびたび目撃します。お母さんたちも忙しくなっているので、外に連れて行ってあげる時間もなく、便利なスマホを子供に渡してしまう気持ちもよく分かります。しかし、このような生活では首や肩の筋肉がしっかりと育ちません。いくら頭が良くなっても、いじめなどの逆境に太刀打《たちう》ちできる体力と気力ができあがらないのです。

自殺といじめの関係は、それはそれとして議論すべき問題であるとは思いますが、**健康的な首を育ててあげることで、最悪の結果を少しでも回避できるのではないかと私は考えています。**

子供が、体がだるいと訴えたり、気力がない、集中力に欠ける、勉強を続けられないといった様子はありませんか。それはもしかしたら、自律神経うつになっている子供からのＳＯＳかもしれません。甘えていると責め立てるのではなく、首こり病とみられる体調の変化がないかどうか、しっかりと親が観察してあげることが重要なのです。

自律神経うつは、心療内科では治せない

私の病院ではたくさんの自殺寸前だった人が別人のように生まれ変っております。私は奇蹟が起きたとしか思えない症例を数多く見てきました。

暗い顔をしてうつむき、「人と話もしたくないし何もしたくない」と言って自分の部屋に閉じこもっていた人が、首の治療でうつ状態を克服し「お腹の底から笑えるようになりました」と満面の笑みで病院を卒業していきます。

初めて来る患者さんは、疲れ、頭痛、めまいを訴える方が多く、次いで多いのが、夜寝られない、胃腸の症状がある方などです。ほかの病院で原因不明と言われ、心療内科を紹介されて抗うつ剤を処方されている方も数多くいます。私の病院でうつの治療に抗うつ剤は使いません。首の治療だけです。それでも大部分の患者さんはうつが完治して別人のように生まれ変わっているのです。

ほかの科で原因不明と言われ、自分でうつを疑い始めると、心療内科を受診することが多いことと思います。では心療内科ではどのような治療を受けられるのでしょうか。

そもそも心療内科とは、1961年九州大学にできた診療科で、心理社会因子が認められる病気を主として取り扱っているストレスなどを原因とした疾患を、心と体の両面から治療していく科です。身体的な不快症状がある場合、それを取り除くための薬を処方したり、精神症状が現われていれば心理的・社会的な要因を探っていき、必要であれば抗うつ剤などの薬を処方します。

改善されない体の症状を、心にも原因があるとみて診察を進めていくわけなので、**私の考える「首を原因としたうつ」とはまったく逆の考え方であると言えます。**言ってみれば、心療内科は症状を軽くすることが目的であって、そこで治せる病気はほとんどないに等しいのです。

このような科に、自律神経うつの患者さんが受診をしたらどうなるでしょう。すでに精神症状を発症している場合は、必ず重度の不定愁訴が現われているはずです。胃腸の不調があり消化器科を受診しても原因を発見できなかった人であれば、「ストレスを原因とする自律神経失調症」などと診断され、胃薬や安定剤を処方されることでしょう。

心理療法や薬物療法で治療を進めていっても、体調は改善されるどころか悪化していくばかりです。それもそのはず。首に原因があることを見逃して、もぐらたたきのごとく表面に現われてきた症状だけを叩こうとしているからなのです。そのうちに症状を悪化させれば、抗うつ剤を処方されてしまいます。これが悲劇の始まりだと思ってください。

何度も言いますが、自律神経うつは器質的な病気です。精神疾患の大うつ病などと違い、首というはっきりとした原因があります。この病気に対して、精神疾患に対して使う抗うつ剤を使用することは大間違いなのです。首の筋肉の異常を治して、すべての不調の元凶である自律神経の乱れを整えることをしなければ、けっして治らない病気なのです。

しかし、**心療内科では症状が出るたびに、それを一時的に軽くする薬を処方するだけです。しだいに薬の種類や数も増えていき、患者さん自身もどの症状のためにどの薬を飲んでいるのかわけが分からなくなっていきます。**それでも医師からは「絶対に自己判断で薬を中断しないでください」と釘を刺されているので、薬を飲まざるをえません。いわゆる「薬漬け」のような状態に陥っていくのです。

うつ病の代表的な治療薬は、「パキシル」のようなＳＳＲＩ（選択的セロトニン再取り込み阻害薬）です。これにはさまざまな副作用が報告されていますが、日本ではいまだに心療内科などで処方されているのが現状です。副作用のなかでも特に危険なのが、自殺のリスクを高めるというものです。このことに関しては厚生労働省が製薬会社に対して「若年の成人で自殺行動のリスクが高くなる可能性が報告されており、投与する場合は注意深く観察すること」と指導を与え、添付資料で自殺の危険性を増加させることを注意喚起するようになっています。

本来うつ状態になれば気力がなくなり、行動力がなくなります。そんな人が抗うつ剤を服用することによって無理に行動力がついてしまうのです。その結果死なずに済んだはずの患者さんが、抗うつ剤を飲んだせいで自殺に追い込まれているという現実があるのです。電車への飛び込み自殺なども、気力をなくすうつ病の本来の症状とは、とうてい結びつかない行動です。その多くが、抗うつ剤を飲み過度な行動力がついてしまった結果だったのではないかと、疑わざるをえません。これは大変な社会問題です。

また、その行動力の矛先が他者に向かうと傷害事件に発展します。実際、ＳＳＲＩの副作用と敵意・攻撃性との因果関係が否定できないとして、重要な基本的注意のなかに攻撃性のリスクが明示されているのです。

耳を疑うほど残忍な殺人事件の犯人も、抗うつ剤服用後に犯行に及んでいるケースが多々あります。アメリカではこうしたリスクを隠してマーケティングを行なった製薬会社が、いくつも訴訟を起こされ実際に賠償命令をくだされているのです。

5年〜10年以上抗うつ剤を飲み続けてそれでもうつが治らなかった人が、私の病院に来て断薬し、まったく別人のように生まれ変わって社会復帰している人はたくさんいます。それまで抗うつ剤による薬物療法を受けていた患者さんに対しては、いきなり服用を中止せず首の治療を進めながら症状の改善を見て、徐々に薬の量を減らしていきます。

抗うつ剤には依存性があり、突然中断すると、離脱症候群という不安感や不眠、吐き気などの禁断症状のような症状を引き起こす可能性があるからです。少しずつ薬を減らしていきますが、最終的にはゼロにします。

自殺未遂を繰り返し、長年にわたり抗うつ剤を飲み続けているほど重症の場合でも、首の治療で再発せずに、健康的に、心から楽しんで社会生活を送られている元患者さんが数多くいるのです。

心療内科で自律神経うつは治せません。むしろ不必要な薬の服用で症状を悪化させ最悪の場合、自殺という選択肢を選んでしまうかもしれないのです。そんな最悪の結果を招かないためにも、心の不調がある場合は、一度首に原因があるのではないかと疑ってみてください。自律神経うつがなくなり、1人でも自ら命を絶つ人が減ることを願ってやみません。

第四章　「幸せ神経」副交感神経を高めよう

私は、副交感神経を「幸せ神経」と名づけています。

副交感神経がきちんと働いていないと、幸せを感じられないからです。

どんなにいいことがあっても、それを幸せと感じられなくなってしまうのです。

逆に幸せな人は、副交感神経が活性化している人と言い換えることができます。

ほんのささいなことにも幸せを感じられる。それは副交感神経が穏やかな心を守ってくれている証拠です。

心身の健康にとって一番大切なのは副交感神経であると、私は考えています。しかしその複雑さゆえにあまり研究が進んでいない分野でもあり、その重要性がまだまだ過小評価されています。

40年間首こりを研究し続けた私は、「副交感神経を高めれば幸せになれる」というひとつの結論に至りました。もっと多くの人に副交感神経のことを知ってもらい、幸せを手に入れていただきたい、そう願っています。

本章では、副交感神経が秘める力をさらにくわしく見ていき、どのように高めていくことができるかを、お話ししていきたいと思います。

副交感神経と交感神経

自律神経には交感神経と副交感神経の2種類があることはすでにお分かりのことでしょう。言うならば交感神経は「アクセル」、副交感神経は「ブレーキ」のような役割を持っています。

何か緊張するような場面に直面したときに、人間を興奮状態に持っていくのが交感神経です。たとえば興奮のホルモンとしてよく知られるアドレナリンを副腎皮質《ふくじんひしつ》から分泌させる、これも交感神経の働きです。スポーツの試合や、仕事での大舞台を前に、全身に血の気がめぐるような感覚を覚えることがあると思います。このとき体の中では、心拍数が上がり、血管が収縮して血圧が上がるという変化が起きています。自律神経が興奮を感じ取り、体を戦闘モードへと切り替えているわけです。体を高揚させ、戦いに挑ませる神経というと聞こえはいいかもしれません。ですが、人と争ったり喧嘩をしたりするなど、いわゆる「キレている」ときも、この交感神経が高ぶっている状態になるので、注意が必要です。

一方、副交感神経は、そんな高ぶった交感神経をブレーキのように抑える役割を果たします。人間でたとえて言うならば、顔を真っ赤にして怒っている上司を、「まあまあそうムキにならずに」となだめる平和主義者のようなものです。

この2人の関係が良好であれば、日常は穏やかに進んでいくものですが、どちらかが暴走または疲弊するとそうはいかなくなってきます。

それが自律神経失調症です。

これまで自律神経失調症は交感神経の異常な働きが原因で起こると考えられてきました。そのため交感神経のほうばかりに研究がそそがれ、副交感神経は比較的重視されない傾向にありました。

私は40年間首こりの治療を通して、数多くの自律神経失調症の患者さんを診てきました。そしてその経験から、脳から各器官に伝わるべき指令が、首の筋肉に問題が発生すると、途中で邪魔をされて伝わらなくなることをつきとめたのです。

つまり、さまざまな不定愁訴をともなう自律神経失調症は、交感神経が暴走して起きるのではなく、副交感神経の指令が、こり固まった首で阻害されることによって起きていたのです。事故で頸椎や脊椎を損傷すると、体に麻痺《まひ》が残ってしまうのと同じことが、首の筋肉の異常で起きていたというわけです。

そして同時に、副交感神経センターという重要な場所が首にあることも発見しました。

その副交感神経センターの筋肉がこり、異常が生じると、副交感神経の働きが妨害され、その結果正常な指令を受けられなかった各器官が悲鳴を上げることになるのです。心臓がどきどきしたり、汗を異常にかいたり、脈拍が急に上がったり……。体はブレーキのきかなくなった自動車のように、制御不能の状態に陥るわけです。

つまり、首のこりを治せば、副交感神経脳は、正常な働きをするようになるのです。

日頃からこの部分の筋肉をかたくさせないよう心がけていなければなりません。スマホやパソコンの使いすぎに注意して、首に十分な休息をとらせてあげてください。しかしここは、脳の一部と言っても差し支えないほど非常に繊細なデリケートな場所でもあります。

安易に首をもんだりポキポキと鳴らすマッサージは大変危険です。最初から首をこらせないこと。それが大切になってきます。

不調の原因は、ストレスより大きなものがある

副交感神経のなかでも特に「胃腸、食道」をコントロールしているのは「迷走神経」という脳神経です。12対ある脳神経の10番目のこの神経が、脳から首を通り腹部まで文字通り迷走するように走っています。

ストレスを感じたり緊張すると、お腹が痛くなったり、下痢をしたり、胃が痛くな

ったり、のどがつかえるような感覚がしたりしますよね。程度や症状に多少の差はあるにせよ、誰でも一度は似たような経験をしたことがあると思います。実はこれには迷走神経が深く関わっています。

食道、胃、腸、これらをすべて動かしているのが迷走神経なのです。

食べものが、のどの辺りでひっかかるような感じがするのは、蠕動《ぜんどう》運動という食べたものを先に送っていく食道の働きが正常に動いていないために起こります。ヘビが食べものを飲み込むと尻尾のほうに向かってうねりが起きますが、それと同じようなことが人間の食道でも起きているわけです。この動きを司《つかさど》る迷走神経がうまく働かなくなると、のどがつかえるような感覚がします。

胃や腸の不快な症状に関しても同じです。この迷走神経の機能が低下している現われなのです。**現代人に多いとされるこれらの食道、胃、腸の症状は、迷走神経の機能の異常つまり首の筋肉の異常というはっきりとした器質的な原因で説明することができます。**

しかし、これらの症状が出て消化器科を受診して臓器自体に異常が見られないとなると、必ず出てくる容疑者が、「ストレス」です。

私たち現代人の生活は、ストレスであふれかえっています。

インターネットやスマートフォンが広く普及した現在、玉石混交の情報がひっきりなしに、私たちの目や耳に飛び込んできます。朝から晩まで働いて疲れ切った体に、ムチを打つように情報の濁流が私たちをのみ込んでいくのです。そんな休む暇もない生活を送っている私たちのなかに、ストレスを少しも感じていない人など皆無と言えるのではないでしょうか。

そのため、体に現われた不調の原因がはっきりしないときに、ストレスのせいだと医師から言われると、たいていの人は疑問を抱かずに受け入れてしまうのです。

しかし前述のとおり、**ストレスが原因とされがちな症状の多くには、実は副交感神経が深く関わっています。**ストレスという、つかみどころのない存在に原因を押し付けるのではなく、副交感神経の機能を高めることが急務なのです。そのことさえ気づいていれば、医師のあいまいな言葉に惑《まど》わされて、病院を次から次へと渡り歩く手間など最初から必要ないのです。ストレスの影響も否定しませんが、それ以上に大きな役割をしているのは、副交感神経です。

あなたは、一生風邪を引かなくなる

小さな頃、くしゃみをひとつしただけで、お母さんから「風邪は万病のもとだから」と言われて大げさに体を温められた記憶はありませんか。

そのときは「何を大げさな」と思ったかもしれませんが、首こり治療の専門医から言わせてもらうと、そんなお母さんは体の健康に対して非常に勘のいい方だったと言えます。

もともとは「風邪をこじらせると肺炎などの重大な合併症になりかねないので早めに安静にしていなさい」という戒《いまし》めをこめた言葉だと思いますが、私の言う「風邪は万病のもと」は少しそれとは意味が異なります。

最初のほうにチェックしていただいた問診票30項目を覚えていますでしょうか。そのなかの④番に「風邪をひきやすい。風邪気味のことが多い」というのがありました。これは首こり病の患者さんに見られる代表的な症状なのです。

「首が悪くて風邪？」と、それこそ首をかしげるかもしれませんが、これが大いに関係しています。

よほど冷えに敏感な方でないかぎり、**私たち人間は、手、首、顔を常に外気にさらしたまま生活しています。**夏でも冷房の効《き》いた部屋にいると、服を着ていない手や首、顔が冷えてくることもあると思います。そのなかでも手と顔は、たとえ冷たくなってしまってもあまり問題ありません。

しかし**首だけは体温が下がるとすぐに風邪のような症状が現われるのです。**そして慢性的に首を冷やし続けていると、風邪気味のことが多くなります。

これには先ほど説明した「副交感神経センター」が大きく関連しています。首の上半分くらいのところを冷やすと、すぐにくしゃみが出たり鼻水が出たりと、風邪の症状が出てきます。

逆に**風邪をひき始めたときや、くしゃみや鼻水が止まらずに困るときは、副交感神経センターを温めてみてください。**水に浸《ひた》したタオルを絞ってラップに包み、電子レンジで1分半程度温めたら、それを乾いたタオルで巻いて首の後ろ側に当てます。すると、まるでうそのように、鼻水もくしゃみも咳《せき》もすべてぴたりと止まるのです。それと同時に、全身がポカポカと温まっていき、体がリラックスするような感覚を覚えると思います。これは副交感神経が正常に働き、その指令が各器官にスムーズに伝わっている証拠なのです。

少し背筋に寒気を感じながら、そのまま過ごしてしまった日の夜に風邪をひくことがあります。手持ちの洋服が少ししかない場合は、着るよりもむしろ首に巻いたほうが、風邪をひかずに済むのです。

首をきちんと温めていれば、インフルエンザ以外の風邪を引くことはないと、自信を持って言えます。

私は夏でも首にスカーフを巻いています。そして**この研究を始めて40年近く、風邪を引いたことがありません。**インフルエンザは別ですが、風邪気味の症状の鼻みず、クシャミ、せきが出て止まらなくなったことはあります。その時すぐに首あたためのネックウォーミングセラピーを行なうと、風邪症状は雲散霧消しました。一度も風邪に進んだことがありません。私自身は不思議とインフルエンザにもかかったことがありません。首を温めていることにより体温が一定に保たれ、免疫力の高い体がインフルエンザウイルスを寄せつけないのかもしれません。

「風邪は万病のもと」と言いますが、私は「風邪は万病のサイン」と言い換えたいと思います。

全身の機能をコントロールする副交感神経が不調になると、さまざまな症状が現われますが、風邪はそのひとつです。私たちにとって大変なじみ深い病気であるがゆえに、軽視されてしまいがちですが、風邪をひきやすいということは、副交感神経が正常に機能していないということを疑ってみてください。

たかが風邪、されど風邪。

副交感神経の悪化を防ぐためにも、首こりを疑い、その先にある恐ろしい病気を未然に防いでください。

副交感神経を高める幸せ生活

副交感神経はリラックスの神経です。

首の筋肉をゆるめて自律神経を整えることで、副交感神経は高められます。

首こりになってしまい、すでにさまざまな不定愁訴が現われている場合は、副交感神経の働きが落ちているということです。重症化していれば、専門の治療を受けないと、頑固な首こりは治らないかもしれません。第一章でご紹介した問診票で11以上のチェックがついた中症以上の人は、生活スタイルの改善やトレーニングでは、なかなか治せないレベルにまで到達しています。重症化しないうちになるべく早く首の治療を受けてください。

そうならないためにも、日頃から副交感神経を高めて生活することが大切になってきます。首をこらせないことは、副交感神経を高めることとイコールです。

首の疲れに敏感に気づき、そのたびに首を癒《いや》してあげることは、副交感神経を高め、ひいては健康的で幸せな人生を手に入れることにつながっていくのです。

——首に負担を掛けない——

まず絶対に欠かせない原則が「首に負担を掛けないこと」です。

そもそも首に負担の掛かることをしなければ、首の筋肉が疲れることはありません。当然とも思えることですが、首に負担を掛けない、と一口に言っても、現代人にとっては、これがなかなか至難の業《わざ》なのです。

現代社会で首に異常を持つ人が急増している理由は、首の後ろ側の筋肉を酷使する、長時間のうつむき姿勢にあります。とくに長時間パソコンと向き合って仕事をする、オフィスワーカーの人は注意が必要です。仕事に没頭して、パソコン画面に意識が集中すると、自然と顔が前に出てうつむき姿勢になります。この状態のまま何時間も仕事を続ければ、首にどれほどの負担がかかるのか、想像できるでしょう。重い頭を支える首の筋肉は激しい疲労に陥《おち》いりやすいのです。

しかしパソコン作業は仕事をする上で欠かせないものですので、それ自体をやめるわけにはいきません。そこで私が皆さんにお勧めしたいのが、デスクトップパソコンの使用です。

最近は持ち歩きに便利なノートパソコンの売れ行きが好調のようですが、首への負担を考えたときに好ましいのは、断然デスクトップです。**目の高さとモニター画面の高さが合っていれば、顔が前に垂れていくのを防げます。**自然と背筋がのび、首もまっすぐの状態を保つことができるのです。

一方ノートパソコンは、デスクトップに比べると画面が小さく、モニター画面が目の高さまであるものはほとんどありません。集中しているうちに、顔が前のめりになり、首に負担の掛かるうつむき姿勢になってしまいます。

できればデスクトップがお勧めですが、仕事の都合でそういうわけにもいかないという人は、ノートパソコンのなかでも比較的画面の大きなものを選んでください。画面が小さいと、人は前へ前へと顔が突き出てしまいがちです。大きな画面でゆったりと仕事をするように心がけてください。

また、画面と目との距離も重要です。近い状態で仕事を続けていると首に大きな負担が掛かります。脇をしめて画面にかじりつくように作業するのではなく、椅子《いす》に深く腰掛けて腕を適度にのばした状態で作業をするようにしましょう。自然と背筋がのび、画面と適度な距離を保つことができます。また背筋がぴんとのび、首を長く保っている姿勢は、はたから見ても美しいものです。猫背で肩が上がり首が見えないような状態で仕事をしている人よりも、はるかに聡明な印象を与えます。首に負担をかけない姿勢を取ることで、「仕事ができる人」のイメージまで手に入れられる。そんな思わぬ波及効果もあるかもしれません。首をいたわると、すべてがプラスに動いていくほんの一例です。

うつむき姿勢になる危険が潜んでいるのは、いまや仕事中だけではありません。**スマートフォンの登場で、空き時間までもうつむき姿勢で過ごす人が増えてきました。**皆さんは普段どのような姿勢でスマホを使っていますか。片方の手で本体を持ち、もう片方の手で小さな画面を操作している間、ほとんどの人が、目の高さよりも低いところに手を置いていると思います。またはカフェのテーブルなどにスマホを置き、のぞき込むような姿勢をとっているかもしれません。いずれにせよ、首にとって非常に負担の掛かるうつむき姿勢です。

デスクトップをお勧めする理由と同じですが、スマホを使用するときは、なるべく目線の高さに持ち上げるようにしましょう。それだけで首への負担を大きく軽減できます。

東京脳神経センターは東京にあり、周辺にはテレビ局をはじめとした数多くの一流企業がオフィスを構えています。ときどき、外にお昼を食べに行ったりもしますが、飲食店に入るやいなや、皆さん一様に、食事を取りながらテーブルに置いたスマホを操作しているのです。右手で箸《はし》を動かし、左手でスマホをピコピコ。実に器用で感心してしまうほどですが、これでは首に大きな負担がかかっています。**せめて食事のときぐらいはスマホを鞄《かばん》の中にしまい、目線を上げて同僚との会話を楽しんでもらいたいと思います。**

ひとりで食事をすると手持ち無沙汰になる気持ちも分かりますが、私たちの時代の人間なら、ひとりで中華屋さんに入れば、ラーメンをすすりながら、神棚の隣りに置かれた油まみれのブラウン管テレビを見上げていたものです。目線を上げながら食事をしていれば、首に負担もかからないですし、自然と周りの光景が目に入ってきます。

普段話す機会のない同僚と偶然会い、話に花が咲くかもしれません。スマホに集中していては出会えない世界が必ずあるのです。食事中に限らず、電車やバスのなかでも、いったんスマホを置いて、外の景色や、車内刷りに目を向けるだけで、首は休まり心も休まります。

―首は休み休み使う―

首に負担を掛けないためには、横になって頭の重みを取ってあげることが望ましいですが、忙しい私たちにはそう休んでいられる場所も暇もありません。仕事をしている人であればパソコン作業が避けられないのはもちろん、家庭で働く主婦の人の生活も実は首を使う作業の連続です。食器洗い、掃除機がけ、料理、風呂やトイレ掃除など、考えてみれば家事はうつむき姿勢のオンパレードです。

外で仕事をする人にとっても、主婦の人にとっても、大切なのは、「首は休み休み使う」ことです。具体的に言えば、**15分に1回は30秒のネックリラクゼーション休憩を入れるようにしてください。どれだけ作業に集中していても、15分経ったら30秒は**

首を休ませるのです。

仕事場の事情で15分に一回のネックリラクゼーションがとれない場合は、トイレで30分に一回、一分の休みを入れてください。

そのとき、いくら首がこっているからといって、直接首をもむのは厳禁です。逆に傷めてしまう可能性があります。

家の中など人目の気にならない場所であれば、少し横になるのが効果的です。頭の重みから解放され首の筋肉がゆるんでいきます。

横になれる状況にない場合にお勧めなのが、**ネックリラクゼーションの体操です。背もたれのある椅子に深く座り、頭と首の境目あたりで両手を組み、そのまま手に頭を預けるように後ろに倒します。そのまま30秒キープ。**

たったこれだけで**首の後ろの筋肉がゆるみ、たまった疲労物質を新たな血液が押し流してくれるのです。**首は15分前と同じような状態に戻り、疲れていない体で作業を再開することができます。そしてまた次の15分が終わったら、同じように30秒休ませるのです。これを繰り返すことで、首は半永久的に問題なく使えます。

15分に1回、30秒休む。これだけです。簡単に聞こえますが、ひとつのことに集中していると、意外と15分はあっという間《ま》に経《た》ちます。気づいたら1時間経っていたということもあるでしょう。そのため、私は15分に一度アラームを鳴らして、意識的に休憩を取っています。こんなときこそスマホの出番です。15分に一度アラームが鳴るように設定して、こまめな休憩を心がけましょう。

私はもっと便利に使えるネックリラクゼーション専用のタイマーを使っています。一度セットしておけば連続して、15分ごとに30秒首の筋肉を休めることができます。使ってみたい方は東京脳神経センターのホームページに出ています。

やり始めると、意外と15分が短いことに驚き、非効率的な印象を受けるかもしれません。しかし実はむしろその逆で、こまめな休憩をはさんで首を疲れさせないようにすることで、最終的にはより長い時間、集中して作業に取り組めるのです。

首は我慢強い伴侶のようなものです。文句ひとつ言わずにコツコツと仕事をします

ネックリラクゼーション体操
正しい座り方

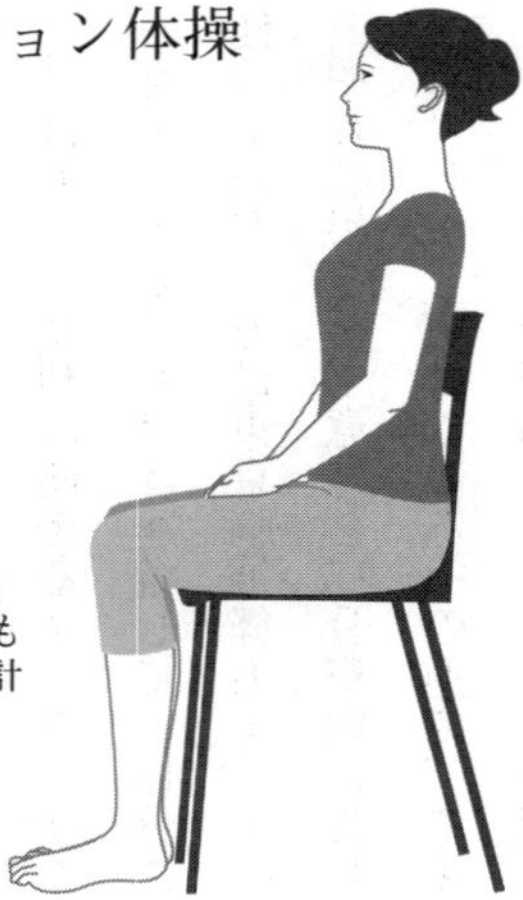

側面の図

背もたれのある椅子に深く座る。頭を後ろに傾けたときに体を背もたれにあずけると、上半身に余計な力が入らなくて良い。

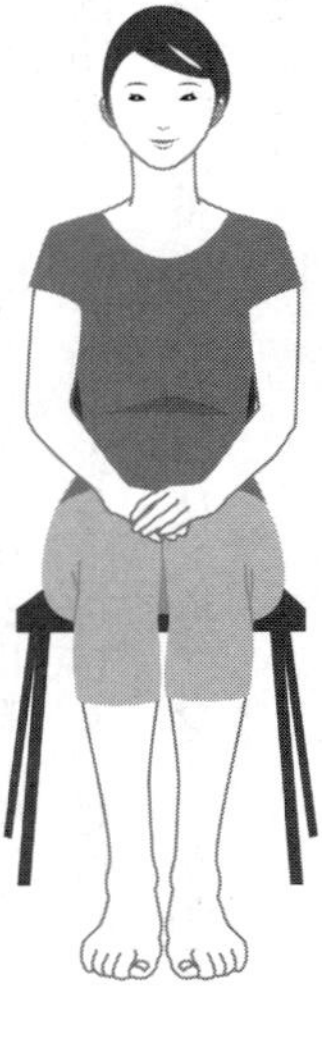

正面の図

腰が背もたれにつくように、深く座る。

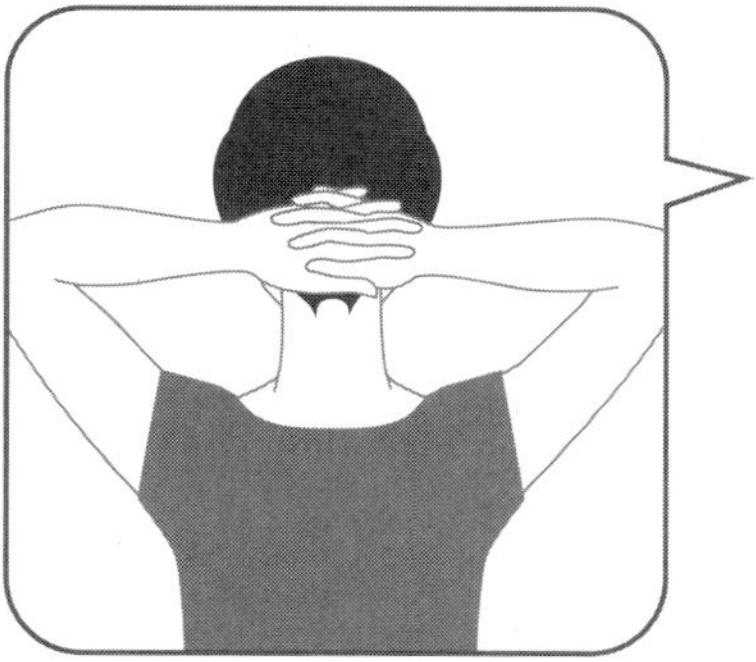

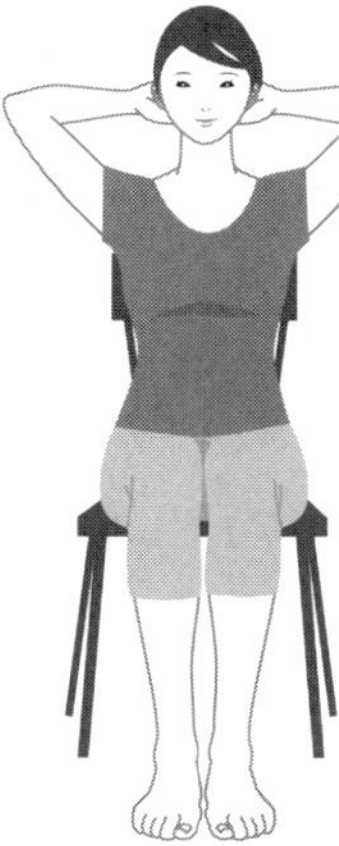

頭と首の境目で両手を組む

両手を頭の後ろに回し、組み合わせて
後頭部と首の境目あたりに当てる。

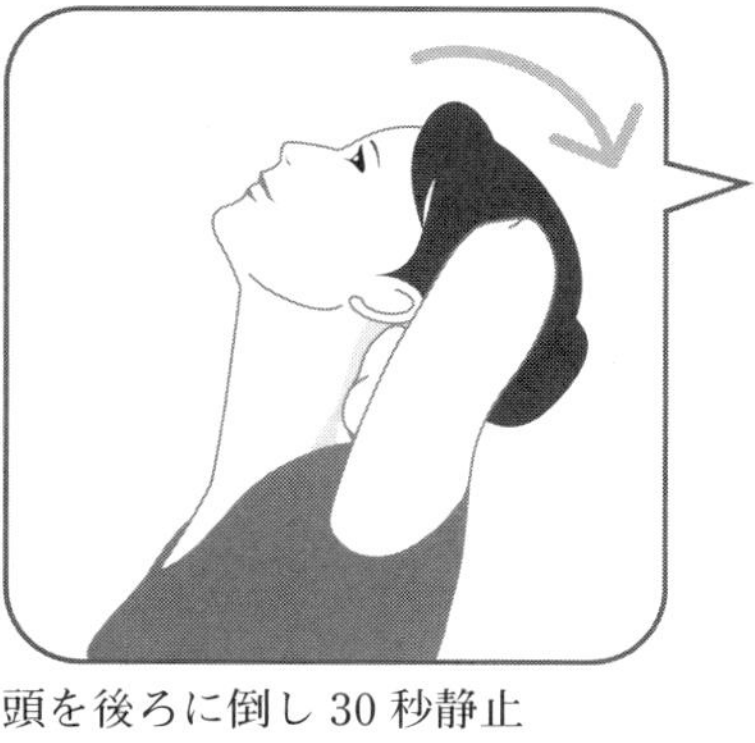

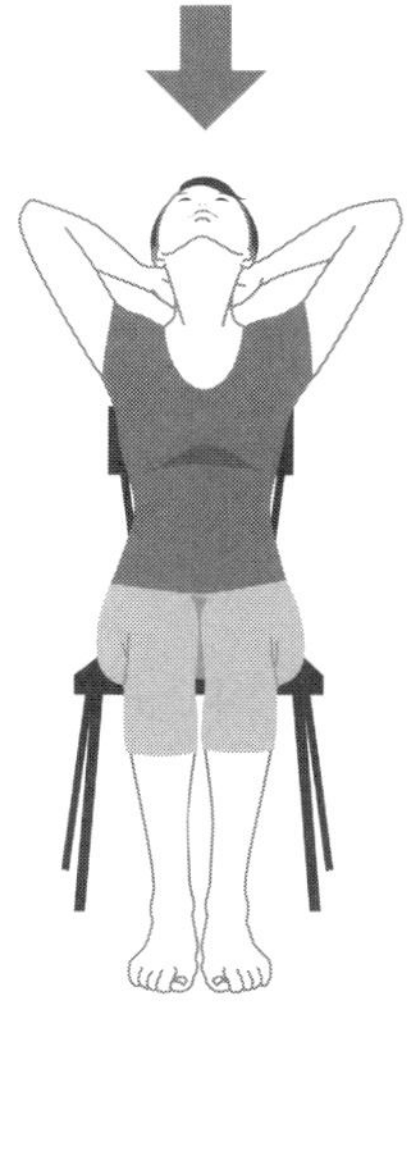

頭を後ろに倒し 30 秒静止

両手に頭の重みをあずけながらゆっくりと頭を後ろに倒し、楽な位置で 30 秒間静止。両手で頭を支えながら元の位置に戻す。

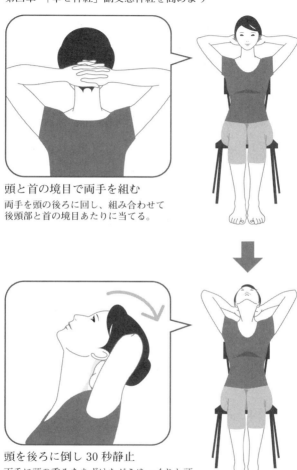

が、実は内部にストレスを秘めて蓄積しています。そして、ある一線を越えると爆発して暴走し始めるのです。

あなた自身が首をいたわり、積極的に休ませてあげてください。そうすれば、結果的には健康的な伴侶と末永く幸せに過ごすことができるのです。

——首を絶対に冷やさない——

首を冷やすと風邪のような症状がすぐに出ることは言いましたが、そのツケは風邪以外の症状にも回ってきます。

体が冷えて血管が収縮すると、血のめぐりが悪くなり筋肉がかたくなります。その結果、酸素と栄養がきちんといきわたらなくなり、たまった老廃物により筋肉にこりや痛みが生じます。

とくに首は患部であり、冷えの影響を大きく受ける場所です。首回りを冷やし筋肉を固めてしまうと、さまざまな不定愁訴が現われます。

首を温めることにより、血流が促され、筋肉がゆるんでいきます。そして副交感神経の機能も活性化され、全身がリラックスするのです。

まずは首を冷やさないことを習慣づけましょう。冬は寒いので自然とマフラーを巻いたり、タートルネックのセーターを着たりしますが、意外と見落としがちなのが、夏場の冷えです。今ではどんな場所でも冷房で冷やされています。長時間滞在するオフィスはもちろん、電車やデパート、飲食店なども、入った瞬間は涼しくていいのですが、少しすると寒いと感じるほどの温度であることに気づかされます。

外は地獄のような暑さなので、さすがにタートルネックを着ることはできません。夏場は室内に入ったときに首に巻くスカーフなどを1枚持ち歩くようにしましょう。汗をかいている場合は一度首元を拭いてから巻くようにします。汗をかいたままでいると、かえって首を冷やすことになりますので要注意です。

同じく、**お風呂上がりに濡れた髪を放っておくのもやめましょう。**いくらお風呂で体を温めても、濡れた髪が首の後ろ側を冷やすことになります。お風呂から出たらすぐにドライヤーで髪を乾かすことを習慣づけましょう。

男性は髪の毛が短くドライヤーなど使わないという人も多いと思いますが、副交感神経センター部が濡れていると、気化熱ですぐ冷えて、風邪の初期症状が出てきます。しっかりと首元の水分を拭き取り、なるべくドライヤーで乾かすようにしましょう。また、髪が乾いてきたら、首の後ろ側にドライヤーの温風を当ててみてください。全身がポカポカと温まっていくのが感じられると思います。

冷えを防ぐ対策と同時に行なっていただきたいのが、首を積極的に温めるためのケアです。なかでもやはり欠かせないのは入浴です。浴槽に入らずシャワーだけでいつも済ませている人は、**今日からでも浴槽に入るようにしてください。**

どんなに忙しい人でも10分は全身が浸《つ》かる浴槽でゆったりと入浴しましょう。温度は体温より高く、できれば40度程度熱すぎず少しぬるめが理想的です。こり固まった首の筋肉がゆるまり、弱った副交感神経の働きも高められます。

近頃は腰の高さまでのお湯に入る半身浴も流行していますが、私は全身浴をお勧めします。首と首まわりの筋肉の緊張をほぐすには、首までしっかりと浸かることが大切です。のぼせやすい入浴法でもあるので、高血圧の方やご高齢の方、心臓の弱い方は無理をしないようにしましょう。のぼせを防ぐには出来るだけ外気を入れて新鮮な空気を吸うようにしましょう。

家に浴槽がなくシャワーしかできない場合は、少なくとも首の後ろ側をしっかり温めるようにシャワーを浴びてください。ほかの部位を温めるよりも、ずっと効果的に体全体が温まります。そして家に風呂がなければ銭湯などを利用してなるべく浴槽に入る習慣もつけてください。

―松井式５５５体操―

うつむき姿勢を避け、適度な休息を取り、首を温めることができたら、首のこりをためにくい健康的な状態を保てていると言えるでしょう。さらに首こりと無縁の首を手に入れるには、筋肉をゆるめて軽く鍛えることが大切になってきます。

首は、僧帽筋《そうぼう》、頭板状筋《とうばんじょう》、頭半棘筋《とうはんきょく》、胸鎖乳突筋《きょうさにゅうとつ》の4つの主な筋肉と、そのほか多くの小さな筋肉によって支えられています。首の後ろだけでなく、首全体の筋肉をゆるめれば、首こりの予防がさらに期待できます。

日常生活では首の筋肉は伸び縮みをしません。筋肉はゆるめることが大切です。首全体をほぐし柔軟性の高い首を手に入れましょう。

私がとくに推奨しているのが、「555体操」と呼んでいる体操です。首の筋肉すべてをすみずみまでゆるめたあと、頭が動く方向とは反対に少しはね返すような力をかけて首の筋肉を無理のない範囲で鍛えていく方法です。あまり負荷のかからないトレーニングではありますが、問診票の項目に11以上チェックがついた人は、逆に筋肉を傷めてしまうかもしれないので、負荷をかけず逆に手で頭の重みを支えるようにしてやってみましょう。比較的症状が軽い人、またはまだ首こりの症状はない人は、今後の予防策として筋肉を鍛えるつもりで実践してください。

やり始める前よりも、首が少し軽くなるような感覚がしないでしょうか。負荷をかける場合は自分の首と相談しながら調節してください。首の筋肉はとても繊細な構造をしています。けっして無理をしないで、焦《あせ》らずゆっくり、丈夫な首を目指すよう心がけましょう。

ドクター松井の首こり治療

日頃から首に疲労をためず、副交感神経を高めておくことが、首こりを予防する最善策です。しかしすでに首こり病を悪化させてしまい、セルフケアでは改善できないレベルまで到達してしまった人も数多くいます。そうした首こり病の患者さんの駆け込み寺のような存在になっているのが、私が理事長を務める東京脳神経センターと、香川県にある松井病院です。

私の病院に初診でいらっしゃった患者さんには、**問診票30項目のチェックをまず行**

首の筋肉をゆるめて、スマホ首病を予防する松井式５５５体操

スマホ首の使い過ぎによる筋肉疲労は禁物。定期的に筋肉をゆるめる体操をしましょう。

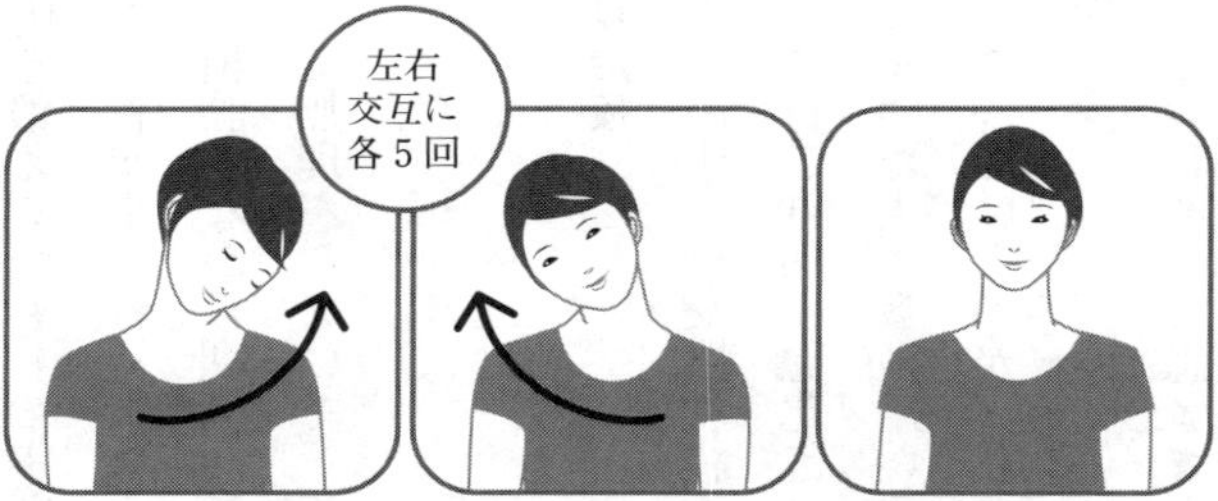

③左右交互に各５回大きく首を回す２

②左右交互に各５回大きく首を回す１

①背もたれのあるイスに深く座る

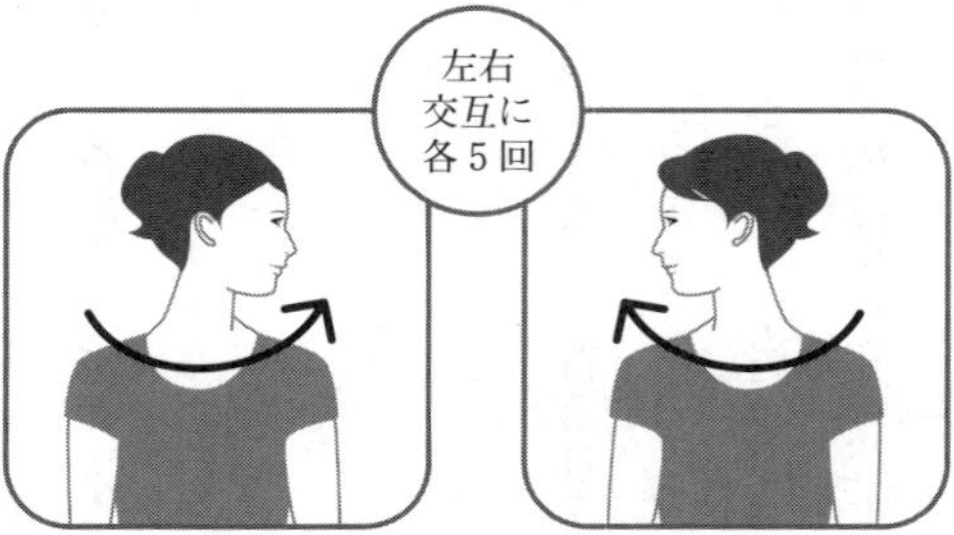

②左右交互に各５回顔の向きを変える

①左右交互に各５回顔の向きを変える

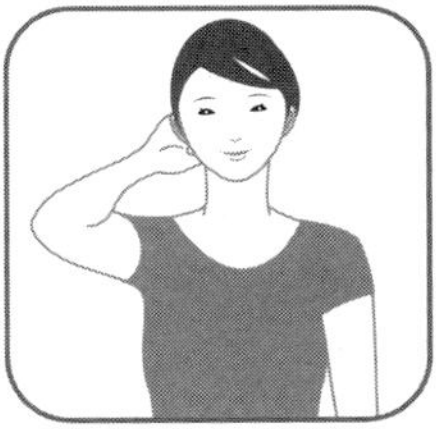

①右手を後頭部の右下に添える。

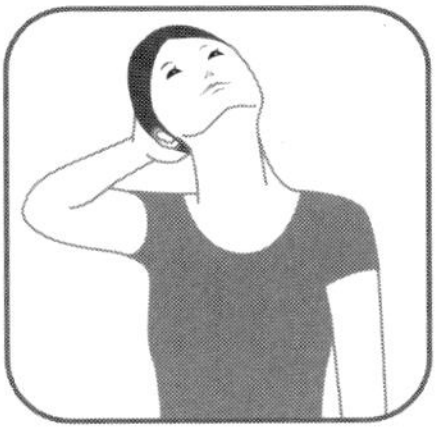

②手で頭を支えながら右斜め後ろにゆっくり倒し5秒間静止。頭をゆっくり元の位置に戻す。反対側も同様に5回繰り返す。

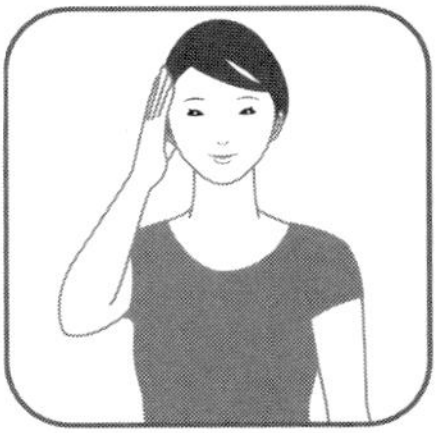

①右のこめかみ位置に右手を添える。

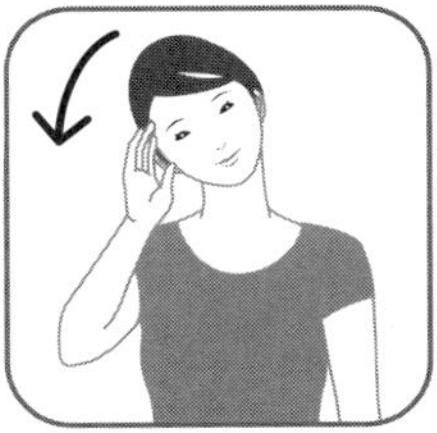

②指で頭を支えながら右にゆっくり倒し5秒間静止。ゆっくり戻す。反対側も同様に5回繰り返す。

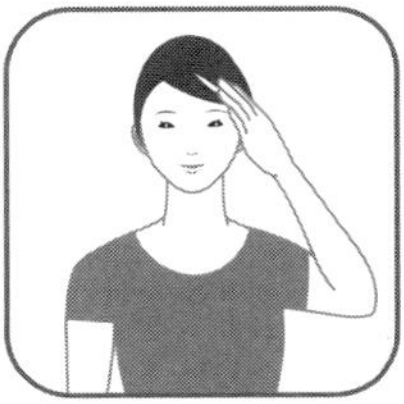

①左の額に左手を添える。

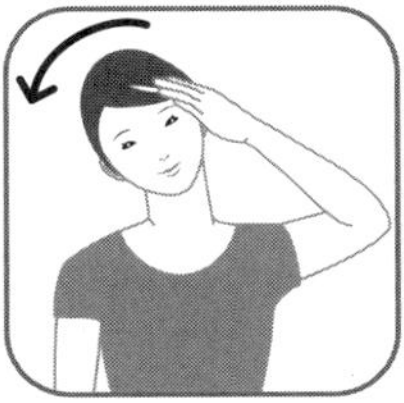

②右肩に向かって頭をゆっくり倒す。

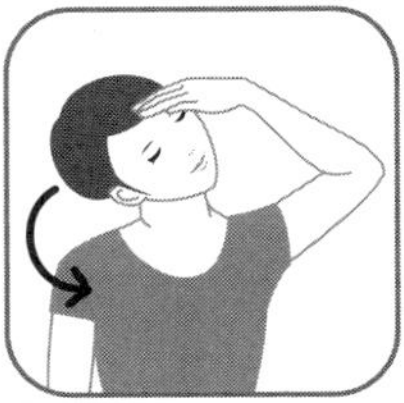

③右耳を胸に近づけ頭を低い位置で回し、5秒間静止してゆっくり元へ戻す。反対側も同様に5回繰り返す。

なっていただきます。病院に足を運ぶほどの自覚症状がある方は、11以上チェックがつく場合がほとんどです。自分が認識していた症状以外にも該当する項目が多くて、「あれも首が原因だったの?」と驚かれる方も少なくありません。

問診票の項目チェックと並行して、**触診による首疲労のチェックも行ないます。首の筋肉には全部で34カ所のチェックポイントがあります。**これをひとつひとつ触ったり押したりして、張りや痛みの程度を確認していくのです。東京脳神経センターでは、全国から重症の患者さんが集まりますので少し押しただけで「痛い!」と飛び上がる患者さんがほとんどです。

問診と触診の結果に加え、**瞳孔の診察、血液検査、頸部X線検査、MRI検査、平衡機能検査、脳波検査**などを行ないます。首こり病と似た症状でも、深刻な病気が潜んでいる可能性があるため、これらの結果を慎重に判断したうえで、ほかの病気が疑われる場合は適宜専門の病院を紹介しています。

首こり病であれば、検査結果を総合的に判断して治療計画を立てていきます。問診票で質問するのはすべて首が原因で引き起こされる症状なので、当然のことながら首の痛みや張りと連動していきます。治療を進めていくにつれ、不快症状の減少とともに首の痛みは軽減していき、最終的には症状も他覚的異常所見もきれいになくなります。これが完治です。そこまでいかなくても症状4以下で他覚的異常も少なくなり、私の判断でOKが出れば日常生活に問題がなくなります。症状が4以下になっても、一つでも強い症状が残っている場合は、私はOKを出しません。

私が30年ほど試行錯誤をしてたどり着いたのが、特殊な波形の低周波を2つ使う治療法です。筋肉のより深いところをほぐせるもので、どの低周波でもいいというわけではありません。私のよく知っている先生が作った低周波と、もうひとつ別の特殊な低周波の2種類を組み合わせています。症状は患者さんによりさまざまですので、ひとりひとりに合わせた治療を行います。

そのほかに遠赤外線も使います。首を温めることは、首こり予防の基本だとお話ししました。低周波治療と同時に遠赤外線を当てることで、深いところの筋肉を温めて血行をより良くすることを狙いとしています。

特に強い首の異常が見られたポイントには電気鍼治療を施します。

また、脳や神経に働くビタミンB群は積極的に摂取したい栄養素です。脳や神経に有効とされている食材など食事面での指導に加えて、注射や点滴でも取り入れていきます。

お気づきの通り、私は治療に薬はほとんど使いません。痛みの程度が激しい患者さんに一時的に鎮痛剤を処方することはありますが、それも治療経過とともになくしていきます。また、うつ病と診断され抗うつ剤を処方されていた患者さんが自律神経うつであれば、急に薬を中断すると反動で強い症状が出ることが危惧されるため、徐々に減らしていく方法を取ります。しかし最終的には抗うつ剤を使用することなく、完治させます。

東京脳神経センターでは東大の脳神経外科と神経内科を中心に、病院には10人ほどのドクターが集まって日々患者さんの治療に当たっています。最近では精神科や産婦人科も加わり、診療科の垣根を越えた総合的な治療を目指しています。

患者さんの体を直接触る鍼灸師などのスタッフ自身も、患者さんの首が目に見えて良くなっていくことに感激し、いっそうやる気を燃やして治療に取り組んでいます。治療が確実に結果へとつながることで、医師やスタッフの間にもプラスの空気が連鎖的に流れているのです。そんな雰囲気のなかで患者さんの奇跡の回復が毎日のように生まれています。

第五章　論より証拠！　首を治して人生を変えた患者さんたち

これまでご説明してきたとおり、私の病院にはさまざまな症状を抱えた患者さんたちが日々やってきます。その既往歴を聞くだけでも、苦労の連続であったことがうかがえる方ばかりです。体のつらさや心の痛みから、生気を失ったような表情をしています。

そんな方々が、通院治療や、入院治療を経て実際に病気を克服し、幸せな人生を送られているのです。

１００人いれば１００通りの、苦労と奇跡の物語がそこにあります。

ここでは、重度の首こり病から驚異の復活を遂げられた５人の患者さんをご紹介します。

①　62歳　女性

あらゆる体の不調に加え「うつ」も発症。偶然出合った一冊の本で元気に

いつの頃からか、全身のだるさが続くようになり、食欲もなくなりました。昔から低血圧で朝は90／60くらいだったのに、急に血圧が上昇し、救急搬送された時は230／118もありました。

その後も数々の症状、不定愁訴が出ました。体の症状に加え「うつ」も発症。苦しくて、死にたい、死にたいと思い睡眠剤を一気に飲んでしまおうとしました。実行に移す直前、虎ノ門の東京脳神経センターへ電話したのです。

問診票には23個も「はい」がありました。頭痛、耳鳴り、目の疲れ、目の奥の痛み、不眠、のどのひっかかり、息ぎれ、パニック、だるさ、疲労感、血圧の上昇、筋

肉痛、大量の汗と冷え、めまい、ふらつき、首が張る、便秘、低体温、胃の痛み、涙が出ない、物忘れ、怒りっぽい、いらいらする、食欲不振、さまざまなうつ症状。

予約では3カ月待ちの受診と言われていましたが、電話から2、3日経った頃キャンセルが入ったため受診できました。診察場所まで片道2時間くらいかかりますが、フラフラしながらようやく受診しました。触診では首全体が痛みました。「治療したら治りますよ」。この言葉だけはずっと耳に残っています。

それから1年4カ月、週3回の治療を続けました。

問診票の×がすべて△になり、頑張ろうという気持ちになりました。うつ症状も消え問診票の数も少しずつ消えていきました。

髪の毛がしっとりつやも出て、肌も少しきれいになりました。声が若くなったと子供たちに言われました。体温が上がって指のつめが白からさくら色になりうれしくて何度も見ました。そして入院しました。治療が集中し1日が早く感じました。

少しずつですが、体が整っていくのがわかりました。最後は問診票も2つになり、ついに退院の許可が出ました。

偶然出会った1冊の本で私は元気になりました。理事長先生、世の中にどんどん警鐘を鳴らしてください。どうぞご自愛くださいませ。ありがとうございました。

②　39歳　男性

内科、眼科、耳鼻科、皮膚科、精神科で薬漬け。今、「体調が良い世界」に笑いが止まらない

子供の頃から、頭痛、微熱などがあり、大量の対症薬を使い続ける毎日でした。成長するにつれ自由にならない身体に苛立《いらだ》ちを募《つの》らせていました。

そんな頃周囲から聞こえる言葉は「頑張れ」のみでした。

20代まで私が学んだことは「我慢と努力」だけでした。「体調不良は甘え」「努力す

れば病気に勝てる」、そう思い生きてきました。

症状は重くなる一方でした。

その後、社会に出て働きはじめました。毎日の残業、苦手な人間関係で症状は一気に悪化。頑張れば頑張るほど状況はひどくなりました。

のぼせと全身倦怠感でフラフラ。目もよく見えず耳も遠くなり、まるで重い潜水服を着ているような状態でした。朝ペインクリニックで神経ブロック注射を打ち、強い鎮痛剤とステロイドでごまかしながら昼休みにマッサージに通い、なんとか働いていました。内科、耳鼻科、眼科、皮膚科、頭痛専門医を渡り歩きました。それでも医者の検査では異常なし。最後は精神科を紹介され薬漬けとなりました。

どうしてこんなにひどい仕打ちを受けねばならないのか。毎日死にたいと思っている自分がいました。支えてくれていたはずの妻にもつらく当たり、大変申し訳なかったと思っています。しかしそんな状態であっても相変わらず大量の仕事だけはさばき続けていました。

その頃、書店でたまたま松井博士の本に出合いました。

その本に書かれていたことは、まさに「我が意を得たり」といった感じで、読みながら体が震《ふる》え、涙が出たのを覚えています。

まずは半年間の通院治療を行ないました。その時点で頭痛をはじめかなりの症状は消えました。長年苦しんできた体がうそのように軽くなっていくのを感じ、「この治療は本物だ」と確信しました。

その後、入院をさせていただき、症状は消えました。

生まれて初めて「体調が良い」という状態を体験し、世の人々はこんな世界に生きていたのかと驚いています。そして晴れやかに笑っている自分がそこにはいました。

私は私のままで「頑張らなくて良い世界」がそこには広がっていました。

これまで本当にお世話になりました。今後もたくさんの苦しんでいる人たちがこの治療で救われることを祈っています。

③ 15歳　女性

体の不調から、15の病院をたらい回し。新聞記事で知った本で、完全復活

不調の始まりは小学生の時からでした。

その頃から自殺願望があり、友人と喧嘩しただけでも死にたいと思うようになりました。中学受験の時は、受験勉強を始めて1カ月半頃から勉強を始めると、手の震《ふる》えやしびれ、頭痛や頭重感も出るようになりました。

体育授業で、背中、首、頭を強打したことがあります。

その事故をきっかけに頭痛と頭重感に加え、めまい、吐き気などの症状が出るよう

になりました。自殺願望に加え、何もする気が起きなくなり、急に訳もなく不安になるなどの症状が現われるようになりました。

神経内科の頭痛外来を受診しました。親、特に母親が片頭痛だと子供に遺伝しやすいという理由から片頭痛薬を飲んでみましたが、まったく効果はありませんでした。ここから病院のたらい回しが始まりました。

脳神経外科、整形外科、小児科、内科、精神科、神経内科など15の病院を受診しました。その他、カイロプラクティックや整体、中国鍼など病院以外の治療施設にも通いました。その時にいくらやってもらってもその時だけしか効果がなく、治療後30分も経てば元に戻ってしまい、長続きはしませんでした。

病院では、精神的ストレスやうつ病、燃え尽き症候群や適応障害などが原因だと言われ、なかには放っておけばいつか良くなるという先生もいて、匙《さじ》を投げられました。

そんな時、母が見ていた新聞に偶然松井先生の記事が掲載されていて、私の症状ととても良く似た症例がたくさん書いてあり、「これかもしれない」と思い、書店で『副交感神経アップで健康になれる！』という本を購入しました。

本を読んだ母は、「ここだ！」と思い、さっそく東京脳神経センターの診察予約を取りました。

診察を受けると、頸性神経筋症候群と診察され、触診してもらうと、首の押されるところすべてが激痛でした。問診票の項目も30個中25個当てはまり、入院して治療することにしました。

入院生活は、治療と食事以外はずっと横になっていて、読書禁止、電気治療の副反応、外出禁止などつらいこともありましたが、少しずつでも良くなっていく喜びを感じました。

回復は、はじめの2カ月はまったくと言っていいほど変化はなく、むしろ治療していくにつれて体の中に溜まっていて気づかなかった症状が現われ、入院前25個だった問診票の数が29個にまで増えた時期もありました。

しかし、3カ月目になった辺りから日に日に症状が減り、退院日には29個からなんと0個になって、症状がない状態で退院することができました。

本を読んだ時に、ここまで症状のひどい15歳の私が治るのか、という不安があったので、もし私と同じ思いの人がいるならその人を助けたいという思いで書きました。

症状はなくなりましたが、毎日学校に行き部活もできる普通の中学校生活を取り戻して、空白の学校生活を埋めてくれるほど元気になるため、週3回すっきりセンターに通院しています。

最後になりましたが、松井先生をはじめ、雅樹先生、看護師のみなさん、スタッフのみなさんありがとうございました。

④　45歳　女性

2年間「廃人同様の生活」から入院を決意。不快症状がとれて、しあわせ感いっぱい

子供の頃から体調が悪く、つらい毎日を送っていました。

成人してからも仕事を休みがちで、「仮病だろう」と陰で言われ、産んでくれた親を恨みました。その後、動悸、めまい、ふらつき、不眠、吐き気、頭痛が続き、だるくて何もする気が起きなくなりました。

病院で症状を話しても何も解決しません。安静にと言われ休んでいても、疲れが全然とれず苦しんでいました。精神科へ行ったら、うつ病と診断されました。薬を飲み始め、顔も歯も磨くことができず、お風呂に入れず寝たきりで2年間廃人のようになっていました。

2年後、働き始めましたが、具合が悪くなり1カ月で辞めました。その後は、どうやったら死ねるかばかりずっと考える日々。とうとう2階から飛び下りましたが、死ねませんでした。

働いても、具合が悪くなって辞め、10カ所も職を転々と変えました。

その頃夫に出会い結婚しました。このままじゃいけないと思って、頑張ろうとしても、ものすごくつらい毎日。周りからは幸せそうに見えても自分しか分からないつらさで、泣いて自分にムチ打って頑張っていました。

そんな時、松井理事長の本を手に取り、惹かれるように買いました。読むと「自分のことが書いてある」と感動し、すぐに虎ノ門にある東京脳神経センターに診察の予約をしました。

30項目中、20以上の症状に当てはまり、とてもつらかったです。松井先生は「首こりを取れば必ず良くなる」と言ってくれました。即入院を決意しました。

四国の松井病院に入院して、どんどん症状が取れてきました。

動悸、すぐに横になりたい、不安感、うつ症状が先に良くなり、つらい日々が楽になっていきました。

3カ月経って、20以上あった問診票の項目が4つに減りました。

病院で誕生日を迎えた時、生まれて初めて「ああ、私は何て幸せなんだろう」と心から感じ、涙が出ました。

本当に決意をもってこの松井病院へ来て良かった。スタッフの方々、先生方、看護師の方に感謝が言いきれません。私でも幸せになれました。

⑤ 41歳　女性

病院、整体、除霊まで通い、異常なし。「首の治療」で15年間のつらい症状が解消

仕事がサービス業だったので、休みも少なく、毎日15時間くらい働いていました。ひどい頭痛と首こり、肩こりに悩まされて、鎮痛剤をほぼ毎日飲み続け、不眠にも悩まされるようになりました。

結婚を機に仕事を辞め、その後出産。産後半年の頃に、すごい回転性のめまいが起こり、そのまま救急病院へ運ばれました。フワフワと船に乗っているようなめまいが続き、頭痛も肩こりもひどくなり、体はカチコチになってしまいました。

耳鼻科4軒、脳神経外科4軒、神経内科2軒、婦人科、整形外科、カイロプラクテ

ィック、整体、除霊とありとあらゆる所へ行きましたが、原因が分からず、どこへ行っても異常なし。いろいろ検査し、薬も30種類以上試しましたが効きませんでした。

子育ても苦痛になり、娘の頬をつねったりするようになり、つらくて死んでしまおうと思っていました。その様子を見ていた主人が、心療内科へ行くように勧め、通院をはじめました。

抗うつ薬、睡眠薬とだんだんと種類と量が増え、気づけば、ものすごい量の薬を飲んで薬漬けでした。相変わらずめまい、頭痛などその他たくさんの症状はまったく治まらず、こんなにつらいなら死んでしまおうと思っていました。

そんな時、主人が松井先生の本を買ってきて、「これはほとんど私に当てはまる!」と思いました。もっと知りたいと先生の著書を3冊購入し、早速、東京脳神経センターに電話しました。

2カ月の診察待ちを経て、理事長先生に診ていただきました。
「どこに行っても異常ないなんて……あなたの首は大変なことになっていますよ！」と言われ、先生に触ってもらった首はカチカチで、激痛が走ったのを今でも覚えています。「治療をすれば必ず良くなりますよ！」との先生の言葉に涙し、そのまま入院の予約をし、約6カ月後、入院することができました。

幼い娘を置いて、四国で入院することにすごく悩みましたが、これ以外に治す方法がないと思いました。

入院時、問診票の「はい」の数は27個もあり、毎日の治療も初めはフラフラでした。しかし入院10日くらいで耳鳴りの症状がまったくなくなっていることに気づきました。そして、前向きな自分に変わっていることにも気づき、うつ症状もなくなったのでは⁉ と思うようになりました。そして2カ月後、15年以上苦しんできた頭痛、首の痛みがついに消えました！　さらに、めまいの症状も、肩こりもとても軽くなり、日に日に明るい自分を取り戻すことができました。

そして3カ月後、退院の許可が下りた時は、娘に会える！　と嬉しくてたまりませんでした。

ここに入院していなかったら……と思うとゾッとします。本当にここで治療を受けられて良かったです。

退院後は、首を大切にし、ぶり返さないように気をつけ、楽しい生活を、楽しい人生を送っていきます。

幸せになろう（おわりに）

日本は長寿大国です。

２０１６年に世界保健機関（ＷＨＯ）が発表した男女平均寿命世界１位は、前年につづいて日本の83・7歳でした。男女別にみると、男性は80・５歳で6位、女性は86・８歳で堂々の１位でした。

これは、日本が世界に誇るべきすばらしいことです。

一方、毎年国連が発表している「世界幸福度報告書」（World Happiness Report）によると、２０１６年に世界で「最も幸せな国」にはデンマークが輝き、続いて２位はスイス、それ以降の上位には北欧諸国が名をつらねています。

長寿大国日本はというと、トップ10はおろか、トップ50にも入れず、なんと53位です。昨年２０１５年は46位で、それからさらに7つも順位を下げたことになります。

つねに長寿トップを牽引《けんいん》する国が、幸福度ではまったくのランク外。この現状をどうとらえたらいいのでしょう。

日本の長寿の要因に明確な答えはありませんが、充実した保険制度、食生活、遺伝的要因など、多くの恵まれた条件を挙げることができます。それでいながら、「あなたは今、幸せですか?」と問われて「最高に幸せです!」と即答できる日本人は、残念ながらけっして多くありません。

その理由をひもとく鍵は「幸せを幸せと感じられる心」にかかっているのではないかと、私は思っています。

これまで繰り返し申し上げているように、首こりは副交感神経の機能を妨害して、あらゆる器官に不調を引き起こします。頭痛、めまい、吐き気、胃痛など、症状は人によってさまざまですが、そのまま不調を長引かせてしまうと、副交感神経の働きは落ちるところまで落ち、しまいにはうつ、そして最悪の場合には自殺という悲しい末路に行きついてしまうのです。たくさんの首こり病の症例を治療し、副交感神経の力が戻ってくると、ちょっとした良いことにも幸せだなあと感じられるようになるのです。

副交感神経は幸せの神経です。

体の機能を正常に保ち、心を穏やかにしてくれる。

胃腸や食道が問題なく働き、食事がおいしく感じられる。

夜ぐっすりと眠り、朝日を気持ちよく浴びられる。

そんなひとつひとつの幸せは、副交感神経が叶えてくれているのです。体が健康に動いてくれると、健康であること自体を幸せだと感じられるようになります。

おいしい、楽しい、おかしい、気持ちいい、ワクワク、どきどき……。すべての感覚が研ぎ澄《す》まされていき、プラスの感情が人生を鮮やかに彩り始めるのです。

プラス思考になるか、マイナス思考になるか。その分かれ道は、元をたどれば、やはり首にあるのです。

先日も「自分は幸せじゃない」と言う高齢の患者さんに、言いました。

「幸せを幸せとして感じられるように生きないと、長生きしても意味がありませんよ」

本人は感激し、治療への意欲をさらに奮い立たせた様子でした。

副交感神経が働いていないと、幸せがそこにあっても、幸せを感じられないのです。

今、日本人には幸せじゃない人が多すぎます。体にいくつも不調を抱え、下を向き、笑顔をなくして長生きしても、それは「生きながらえている」にすぎません。

「幸せです！」

胸を張ってそう言えるように、首をいたわり、副交感神経を高めて、人生を大いに謳歌《おうか》していきましょう。

松井孝嘉　まつい・たかよし

香川県生まれ。1967年、東京大学医学部卒業。医学博士。脳神経外科医。現在、東京脳神経センター理事長。アメリカで世界初の全身用CTスキャナの開発に携わり、日本に普及させ、脳卒中死を激減させたことでも知られる。「頸性神経筋症候群」を発見し、「首こり病」と命名し、医学研究を続けている。

「スマホ首《くび》」が自律神経《じりつしんけい》を壊《こわ》す

松井孝嘉《まついたかよし》

2016年10月10日　初版第1刷発行

発行者……………辻 浩明
発行所……………祥伝社《しょうでんしゃ》
〒101-8701　東京都千代田区神田神保町3-3
電話　03(3265)2081(販売部)
電話　03(3265)2310(編集部)
電話　03(3265)3622(業務部)
ホームページ　http://www.shodensha.co.jp/

装丁者……………盛川和洋
印刷所……………萩原印刷
製本所……………ナショナル製本

Printed in Japan　ISBN978-4-396-11485-5　C0247